cDv
DRESSLER

Torun Lian

Adams
gesammelte Katastrophen

Aus dem Norwegischen von
Gabriele Haefs

Cecilie Dressler Verlag · Hamburg

Diese Übersetzung erscheint mit freundlicher Unterstützung
von NORLA, Oslo.

Originaltitel: *Adam den tredje i fjerde*
Aus dem Norwegischen von Gabriele Haefs
Einband von Anke Kuhl
Satz: Dörlemann Satz, Lemförde
Druck und Bindung: GGP Media GmbH, Pößneck
Printed in Germany 2007
ISBN 978-3-7915-1189-4

www.cecilie-dressler.de

Da standen die aus der Achten. Sie sahen mich sofort. Sie grölten los und einer heulte wie ein Wolf.
»Ein Furzi!«, rief ein anderer.
So werden wir aus der Fünften genannt, Furzis. Weil wir angeblich stinken, und ab und zu halten sie sich die Nase zu und rennen weg, wenn sie uns sehen. Das tun sie aber nicht, wenn sie einen von uns allein erwischen.
Sie bildeten einen Kreis um mich und lächelten richtig fies. So wie Leute eben lächeln, wenn sie Macht über andere haben.
»Ein winziges Fürzchen in der Falle«, sagte einer, der selbst auch nicht gerade groß war.
»Okay«, sagte der Nächste und dann sagte ein Dritter: »Yes!«
Und das war das Startsignal für etwas, von dem nur sie allein wussten, was es war.
Sie packten mich fast gleichzeitig, eins, zwei, drei, und hielten mich ganz fest. Dann rissen sie mir die Hände aus den Hosentaschen. Ich dachte, dass sie mir sicher stehlen würden, was ich darin hatte. Aber meine Taschen interessierten sie überhaupt nicht. Stattdessen fingen sie an, an meinen Pulloverärmeln zu ziehen. Die schauen bei mir immer ein Stück unter der Jacke hervor, insofern war das einfach. Die aus der Achten zogen und zerrten, bis die Ärmel fast auf den Boden hingen.

»Das ist genial«, sagte einer und alle anderen waren ganz seiner Meinung und total begeistert.
Sie zogen noch ein bisschen und dann fesselten sie mir die Arme auf den Rücken. Gnadenlos. Danach zogen sie mir den Reißverschluss meiner Jacke bis zum Hals hoch, und da merkte ich, wie eng das war. Ich war offenbar aus der Jacke herausgewachsen, ohne es zu merken, sie passte jedenfalls nicht mehr.
Aber den Typen passte das ausgezeichnet.
»Seht euch den Trottel an«, sagten sie und lachten. »'ne Jacke wie 'ne Wurstpelle!«
»Einfach perfekt.«
Sie zeigten auf mich und lachten immer noch mehr.
Es ist leicht, gut drauf zu sein, wenn du zu den Größten in der Schule gehörst. Ich dachte, dass meine Stimmung sich sicher auch bessern würde, wenn ich erst in der Achten wäre. Darauf freute ich mich, doch im Moment freute ich mich vor allem darauf, dass die, die jetzt in der Achten waren, bald mit mir fertig sein und Lust kriegen würden, auch mit anderen ein bisschen Spaß zu haben.
Aber sie waren überhaupt noch nicht mit mir fertig.
»Rauf oder runter?«, fragte der, der am meisten redete und vermutlich der Anführer war.
»Rauf! Rauf! Rauf!«, hallte es durch den endlosen Flur.
Ich fragte mich, wohin denn rauf? Ich hatte keine Ahnung, was sie meinten. Wir waren doch im dritten Stock, und der war nun mal ganz oben.
»Dann eben rauf«, sagte der Anführer.
Wenn etwas noch witziger werden kann, als es schon ist, dann will sich das niemand entgehen lassen, oder? Das ist ein Natur-

gesetz. Und deshalb glaube ich, dass es zwei Typen waren, die beiden größten, die mich von beiden Seiten packten und hochhoben und an so einen Haken für die Klamotten hängten.
Und keiner aus der Achten, der das nicht wahnsinnig komisch gefunden hätte. Sie waren aus dem Häuschen. Sie lachten Tränen.
Aber deshalb konnten sie mich noch längst nicht aus der Fassung bringen. Ich machte keinen Krach und strampelte auch nicht, denn wenn du das tust, hören sie nie wieder auf. Dann kann es vorkommen, dass sie mit dem Piksetod anfangen. Und das ist vielleicht das Schlimmste. Es sollte wirklich niemand auf diese Idee kommen, und deshalb hing ich da, so still und schlaff, wie das nur möglich war, neben einer Regenjacke in Leuchtfarben, die irgendwer vergessen hatte. Adam der Dritte in der Fünften, ein blonder, etwas klein geratener und dünner Typ von elf Jahren.
Mein Hals war schrecklich fest eingeschnürt, doch ich würde mich nicht ergeben, obwohl mein Gesicht immer heißer wurde und rot anlief von all dem Blut, das offenbar ziemlich leicht in meinen Kopf strömte, dann aber den Weg zurück in die Arme nicht fand. Und am anderen Ende von mir, ganz nutzlos, baumelten meine Beine lose in der Luft wie eine vergammelte Bananenschale.
Ich sah bestimmt nicht besonders toll aus.
Und es war gar nicht so schwer sich vorzustellen, wie witzig das für die aus der Achten war.
Dann kam einer auf eine weitere tolle Idee, was sie mit mir machen könnten.
»Wir können seine Schuhe zusammenbinden«, sagte er.

»Jawoll. Schifferknoten, kriegt der garantiert nie auf.«
Ich konnte es nicht sehen, aber ich merkte, wie sie meine Schnürsenkel miteinander verknoteten.
Auch jetzt strampelte ich nicht mit den Beinen.
Die aus der Achten hatten vielleicht einen schönen Plan mit mir, aber ich hatte auch einen Plan, und zwar den, nicht zu strampeln, egal, was passierte.
Das kann ich eigentlich ziemlich gut. Wenn du einen großen Bruder wie Oskar hast, kriegst du darin Übung. Denn nach einer Weile ist es nicht mehr so witzig, einen zu schikanieren, der nicht versucht, sich loszureißen. Und dann lassen sie dich in Ruhe.
Am Ende, als die aus der Achten kapierten, dass ich mich nicht so leicht fertigmachen ließ, wie sie vielleicht geglaubt hatten, hatte einer von ihnen keinen Bock mehr.
»Möchtest du runtergenommen werden, oder was?«, fragte er.
»Sollen wir dich losbinden?«, fragte einer, der eine Baseballmütze falsch rum aufgesetzt hatte.
Das war das Einzige, was ich wollte, aber ich rede normalerweise nicht mit Fremden. Das liegt mir einfach nicht. Ich rede auch sonst nicht, zum Beispiel, wenn ich in einem Laden etwas kaufen oder wenn ich mich bedanken soll, wenn ich irgendwo eingeladen bin oder in der Schule. In der Schule rede ich schon gar nicht. Ich hab was mit der Stimme. Und wenn ich in ganz normalen Situationen schon nicht ganz normale Sachen zu ganz normalen Menschen sagen kann, dann ist es vielleicht kein so großes Wunder, dass ich nichts Verständliches herausbrachte, an der festen Schlinge vorbei, die meine Jacke

um meinen Hals gebildet hatte. Vielleicht waren ein paar Grunzgeräusche zu hören, aber die hätte nicht einmal Gott verstehen können, und deshalb beschloss ich, einfach nur zu nicken. Sie sollten das jedenfalls nicht für ein einsetzendes Zappeln halten können.

Da fingen sie an, auf eine Weise zu fragen, die das Nicken zu einer ganz falschen Antwort machte.

»Willst du oder willst du nicht?«, fragte einer.

Hätte ich darauf nicken können? Nein. Eben.

Aber ich tat es doch. Ich nickte vorsichtig. Es war immerhin möglich, dass sie begriffen, was ich meinte.

Das taten sie nicht.

»Warum oder?«, fragte der Anführer und wieder lachten alle.

»Willst du runter oder nicht?«, fragte der mit der Mütze.

Ich versuchte, gleichzeitig zu nicken und den Kopf zu schütteln, aber so clever waren sie nun auch wieder nicht. Sie verstanden nur Bahnhof.

Vielleicht war es am besten, ganz still hängen zu bleiben und sie nur freundlich anzulächeln.

Ich lächelte freundlich.

»Der will lieber hängen bleiben«, sagte der Anführer.

Das war den anderen vollkommen recht. Wenn es mir denn so gut gefiel.

Und da kam plötzlich einer auf die Idee, dass Abhauen vielleicht das Beste wäre, ehe sie von irgendeinem Lehrer bemerkt wurden, der durch das Schulgebäude schlich, auf der Jagd nach Schülern, die in der Pause drinnen blieben – was natürlich verboten war. Alle stürzten davon, wie ein Schwarm, sozusagen in einer einzigen Bewegung, auf die doppelte Glastür hinten im Gang zu.

Die Tür fiel hinter ihnen ins Schloss. Klick, und ich war ganz allein.

Jetzt versuchte ich, ein bisschen zu zappeln, doch das führte nur dazu, dass ein Stück von der dünnen Haut unter meinem Kinn sich noch tiefer zwischen die Zähne des Reißverschlusses fraß. Mir blieb nur eins übrig, nämlich, mich mit meiner Lage abzufinden. Das Beste daraus zu machen, wie mein Alter immer sagt.

Das versuchte ich, aber ich war nicht gerade gut in der Kunst, an einem Haken zu hängen. Ich fand es anstrengend.

Dann fiel mir etwas anderes ein, was mein Alter auch immer sagt, zum Beispiel zu meiner Mutter, wenn sie Ausschlag kriegt.

»Wenn etwas richtig schlimm ist, denk an etwas Schönes«, sagt er. »Das hilft immer.«

Okay.

Ich entschied mich für Rechnen.

In Rechnen bin ich nämlich voll gut.

Der Beste.

In der Klasse.

Weshalb ich ganz schön oft gelobt werde.

Ich dachte mir eine richtig schwierige Rechenaufgabe aus und konnte sie auch lösen, perfekt, aber davon war ich ausgegangen. Du kannst dich jedoch nicht aus jeder Klemme mit einer tadellos gelösten Rechenaufgabe befreien. Insofern half es rein gar nichts.

Es gibt vielleicht auch nicht sehr viel, das hilft, wenn du dich

gerade fragst, ob du demnächst mutterseelenallein an einem Haken im endlosen Flur des dritten Stocks von deiner Jacke erwürgt wirst.
Nach einer Zeit, die mir ewig vorkam, es aber nicht sein konnte, weil es sich trotz allem ja nur um eine zwanzigminütige Pause handelte, klingelte es endlich zur Stunde.
Ich hörte, wie die anderen über Treppen und durch Gänge liefen, schnelle Schritte und Schlurfschritte, Jungen, die brüllten, und Mädchen, die kreischten. Zuerst sehr viele, eine ganze Weile lang, dann etwas weniger und am Ende nur ein trödelnder Nachzügler, der jede Menge Ärger kriegen würde, weil er zu spät in die Stunde kam.
Und dann wurde es still. Ganz still.

Es schadet eigentlich nichts, ein paar Stunden an einem Haken zu hängen. Probleme gibt's erst, wenn du dort an einem Freitagnachmittag oder zu Ferienbeginn vergessen wirst, das kann gefährlich werden. Vor den Sommerferien zum Beispiel.

Es wäre wirklich Pech gewesen, wenn die mich vor den Sommerferien da vergessen hätten.

»Als die Schüler der Satellitenstadt nach den Sommerferien zurückkamen, erlitten sie einen Schock.« Oder: »In einer ein wenig zu engen karierten Jacke mit Schottenmuster baumelte in einer Schule an einem Haken ein total ausgetrockneter kleiner Junge hin und her.«

Stellt euch die Schlagzeilen vor: »Alle Hilfe kam zu spät!« Oder: »Der einsame Tod des kleinen Adam!«

Es würde sicher Ermittlungen geben, stell ich mir vor. Und die Polizei würde irgendwen verhaften.

Aber ich hoffte, dass es nicht so weit kommen würde. Ich hoffte, dass vorher jemand hier auftauchen würde.

Ich fand eine Methode, um meine Arme anzuspannen und den Hals zu recken, und das machte ich dann in regelmäßigen Abständen. Es nahm ein wenig von dem Druck in meinem Kopf, hatte ich das Gefühl. Ich versuchte es aber als Gymnastik zu

betrachten. Das ist das Fach, in dem ich am allermiesesten bin. Da konnte ich ein wenig Training gut brauchen.
Ich fand, es ging gar nicht so schlecht.
Alles in allem würde ich schon behaupten, dass es bei mir meistens ganz gut läuft, wenn ich nur keine Aufmerksamkeit errege. Und das brauche ich ja nicht zu tun, ich kenne ja nicht viele Leute. Ich kenne zum Beispiel keinen aus der Klasse. Das macht nichts, ich mag ohnehin nicht viele von denen. Ich habe auch nicht das Gefühl, dass sie mich mögen, das ist also kein Problem.
Es macht nichts, wenn diejenigen, die sich gegenseitig nicht leiden können, sich nicht leiden können. Dann gleicht sich das nämlich aus, ist sozusagen unentschieden. Und niemand ist verletzt. Ich bin eigentlich nie verletzt, das bringt doch nichts. Meistens bin ich eben hart im Nehmen, wie meine Mutter einmal gesagt hat.
»Du bist hart im Nehmen, Adam.«
Ich hatte große Sehnsucht nach meiner Mutter.
Und nach meinem Alten.
Ich hatte sogar Sehnsucht nach Oskar. Wenn du fast alles darum geben würdest, von einem Dreckskerl entdeckt zu werden, der es als Hobby betrachtet, dich leiden zu sehen, ist das ein sicheres Zeichen, dass es dir schlechter geht als sonst. Nimm doch nur den letzten Freitag. Da hat er sich auf meine Kosten mal wieder ganz wunderbar amüsiert.
Es war das »zweite Wochenende«, wie wir das unter uns nennen, und wir waren bei meinem Alten und saßen vor der Glotze. Der Freitagskrimi lief gerade, meine Lieblingssendung.
Genauer gesagt, Oskar und Papa saßen vor der Glotze, ich

darf den Freitagskrimi nämlich nicht sehen, von wegen Gewalt und so. Aber ich brauche nicht ins Bett zu gehen, wenn ich mit dem Rücken zum Fernseher sitze, und das machte ich. Denn wenn ich einen richtig toll finde, dann Peter Church aus der Krimiserie. Diesen nicht so ganz groß gewachsenen Ermittler mit den blonden Haaren und den blauen Augen.

Ich weiß allerlei über die Serie, weil ich sie bei Mutter schon oft gesehen habe. Immer dann, wenn Oskar bei einem seiner vielen Freunde übernachtet. Mutter mag den Freitagskrimi nämlich nicht gern allein sehen.

»Versprichst du?«, fragt sie.

»Ich verspreche es«, sage ich, zeichne vor meinem Hals ein Kreuz und bohre mir ein unsichtbares Messer ins Herz. »Kein Wort zu Papa.«

Und dann, obwohl meine Eltern beide finden, dass ich zu klein für Krimis bin, holt sie Kartoffelchips, die wir essen, während Peter Church in Australien für Ordnung sorgt.

Doch an diesem Freitag saß ich nicht mit Mutter zusammen, sondern Oskar und mein Alter zogen sich die Folge rein, während ich ihnen den Rücken zukehrte und litt. Normalerweise krieg ich trotzdem ein bisschen Action mit, aber ausgerechnet davor hatte der Alte sein Wohnzimmer umgeräumt. Der Fernseher hatte bisher immer so gestanden, dass er sich in der Verandatür spiegelte, aber plötzlich hatte der Trottel es sich in den Kopf gesetzt, dass er es anders wollte.

»Wir brauchen Veränderung«, hatte er gesagt und hatte den ganzen Kram, den er seine »Sitzgruppe« nennt, ans andere Ende des Wohnzimmers geschoben, den Fernseher natürlich auch. Ans entgegengesetzte Ende.

Und damit wurde die Aussicht durch die Terrassentür, zum Beispiel auf den Freitagskrimi, zu einem nichtssagenden Loch in der schwarzen Nacht. Wenn du dann noch nicht gut Englisch kannst, kriegst du wirklich nicht mehr viel mit.
Als ich also gerade die Hoffnung aufgeben wollte, auch nur einmal kurz einen Blick auf Detective Church werfen zu können, klingelte das Telefon. Mein Alter nahm den Hörer ab und sagte ziemlich gereizt Hallo, aber dann war er plötzlich wie ausgewechselt und sagte: »Einen Moment, bitte, ich will nur kurz ...«
Er ging mit dem Telefon in die Küche und zog hinter sich die Tür zu.
Was mir ja nur recht war.
Ich stand ganz leise auf. Das musste ich, denn Oskar ist so einer, der sofort losbrüllt, wenn ich versuche, mir etwas zu erschleichen, das ich gar nicht darf.
Ich schaute ganz verstohlen über den Sofarücken, und da, da war Peter Church höchstpersönlich. Er lag über einer schönen Frau und küsste sie mit offenem Mund. Versuchte sicher, irgendwelche Auskünfte aus ihr rauszuholen, um irgendeinen schwierigen Fall lösen zu können. Gab sich als ein anderer aus, natürlich. So kommt die Polizei zu ihren Ergebnissen. Sie geben sich als jemand anderer aus, sind vielleicht selber ein wenig kriminell, wenn es sein muss. Und damit führen sie die echten Kriminellen an der Nase herum, freunden sich mit ihnen an, haben sogar Liebesverhältnisse mit ihnen und bringen sie dazu, sich zu verraten. Aber es war nun ja auch möglich, gerade in diesem Fall, dass die Frau da unter Peter Church selber gar keine Verbrecherin war, sondern vielleicht nur die unschul-

dige Schwester eines Verbrechers. Peter Church sah nämlich aus, als wäre er ziemlich an ihr interessiert, und sie küssten sich nicht nur. Sie waren auch nackt. Das konnte man natürlich nicht sehen, denn sie lagen unter einer Decke im Bett. Aber wenn Leute im Fernsehen unter einer Bettdecke liegen, dann sind sie meistens nackt. Das soll die Decke uns sagen.

»Ich glaube, ich liebe dich«, flüsterte Peter Church der unschuldigen Schwester zu.

Auf Englisch natürlich, aber so viel verstand ich dann doch. Peter Church sagte manchmal solche Dinge, das war schließlich sein Job. Er musste. Das war Teil der Ermittlungen.

»Adam!«

»Hä?«

Mein Vater versuchte offenbar, Kontakt zu mir aufzunehmen, wohl schon seit einer ganzen Weile, denn er hatte das reichlich laut gesagt.

»Du siehst den Krimi!«

»Nein.«

»Doch, mein Junge. Und das heißt, marsch ins Bett!«

Ich wollte das nun wirklich nicht, aber ich brach in Tränen aus, und nichts, nichts hätte Oskar größere Freude machen können.

»Yes, yes, yes«, sagte er und lachte schallend.

Ich wünsche mir nicht gerade eine Schwester, aber ab und zu wünsche ich mir doch, dass Oskar niemals geboren wäre. Oder jedenfalls, dass ich zuerst geboren wäre, denn dann wäre ich größer und stärker. Dann könnte ich ihn drangsalieren, wie er das mit mir macht, und er wüsste, wie das ist.

Dann hätte vielleicht er an dem Haken gehangen. Dann hätte

ich ihn vielleicht hingehängt, denn eigentlich ist es keine schlechte Idee, um jemanden zu bestrafen. Und Oskar hätte Strafe verdient, für alles, was er mir antut, und weil er außerdem noch lügt.

Ich möchte ja gerne wissen, wie Mutter reagieren würde, wenn sie erfahren würde, dass er nicht mehr singt, nur mal als Beispiel.

Um Viertel vor sechs jeden Dienstag und Donnerstag gehen Oskar und ich zum Chor. Wir tapern an unserem Block vorbei, dann die Abkürzung durch das Wäldchen, wo niemand uns sehen kann, und dort macht er mit mir die Kokosnuss. Das bedeutet, er klemmt sich meinen Kopf unter den Arm und klopft daran wie an eine Nuss, und dann geht's weiter zum Einkaufszentrum. Da trifft Oskar seine Freunde, die vor dem Schuhladen rumhängen, und ich gehe allein weiter.

Oskar ist so ein Typ, der überall Freunde hat.

»Ich finde es nicht so leicht, meine Freunde und den Chor unter einen Hut zu bringen«, sagt er. »Ich muss mich entscheiden, und da entscheide ich mich für meine Freunde.«

Die ersten Male, als Oskar geschwänzt hat, hat er eine Entschuldigung gefälscht.

Jetzt findet er das nicht mehr so wichtig.

»Schieb es einfach auf meine Krankheit«, sagt er.

»Ist es immer noch dasselbe?«, fragt der Chorleiter besorgt, wenn ich komme.

Ich nicke und versuche, ebenfalls ein wenig besorgt auszusehen.

»Tragisch«, sagt der Chorleiter und meint es auch so, denn Oskar hat angeblich die beste Stimme, die er je gehört hat.

»Dein Bruder hat eine große Zukunft in der Welt der Töne«, sagt er und reißt die Augen auf, dann schließt er sie mit verzückter Miene und scheint sich darauf zu freuen, dass er diese Stimme irgendwann wieder hören wird.
Dream on, denn Oskar wird nie wieder zum Chor kommen, und wenn Mutter es nicht so lebenswichtig fände, dass wir ein nettes Hobby haben, wie sie das nennt, dann würde ich das ganz offen sagen.
Dagegen habe ich nicht aufgehört hinzugehen, obwohl das sinnvoller wäre.
Ich meine, wenn ein Chorleiter, der behauptet, dass alle singen können, sagt: »Du brauchst nicht zu singen, Adam«, ist das vielleicht nicht die große Krise, aber mit deinem Gesang stimmt dann etwas nicht so ganz. Das ist jedenfalls nicht nur so ein Gefühl.
Es fing damit an, dass der Chorleiter fragte, ob ich nicht lieber aufhören würde.
Ich schüttelte den Kopf.
Er wollte unbedingt wissen, warum nicht, aber es wäre zu anstrengend zu erklären, dass meine Mutter einfach fertig wäre, wenn sie hören müsste, dass sie ein hundertprozentig unmusikalisches Kind zur Welt gebracht hat. Deshalb starrte ich nur den Boden an, bis der Chorleiter aufhörte zu fragen.
Und da sagte er eben, dass ich nicht mitsingen müsste.
Sollte ich also einfach nur herumstehen?
Er meinte, dass ich ihn nicht so richtig verstanden hätte. Ich habe vielleicht keine besonders deutliche Stimme, aber ich habe offenbar einen ungeheuer sprechenden Gesichtsausdruck.
»Lern einfach die richtigen Bewegungen«, sagte der Chorleiter

und machte verschiedene Mundbewegungen. Aaa, ooo, eee, sozusagen, aber eben ganz stumm.
Ich machte es ihm nach und bewegte lautlos meine Lippen zu »Schön ist's auf Erden«. Das war das einzige Lied, das mir gerade einfiel.
Ganz richtig, nickte er.
»Es ist besser, wenn du nicht singst.«
Eine Weile lang war mir ein bisschen schlecht, aber jetzt habe ich mich daran gewöhnt, nur mit den Lippen zu singen.
Ich finde, das geht gut.
Dagegen ist es nicht ganz so leicht, sich daran zu gewöhnen, dass man an einem Haken hängt.
Ich meine, du willst gefunden werden, denn irgendwann musst du mal, und du willst schließlich nicht, dass ein Unglück passiert.
Wenn du endlich den Lehrer der 5b siehst, dann willst du. Aber wenn du siehst, dass ihm seine glotzende Klasse an den Hacken hängt, dann willst du nicht. Dann weißt du, dass sich das Gerücht darüber, was mit dir passiert ist, in null Komma nix in der ganzen Schule verbreiten wird. Und das ist nie witzig. Am Ende hast du nicht nur an einem Haken gehangen, sondern zum Beispiel auch noch mit dem Kopf nach unten. Oder nackt.
»Aber um Himmels willen«, sagte der Lehrer, nahm mich vom Haken und ließ mein Blut wieder fließen.
In meinen Armen und Beinen prickelte es wie von tausend Nadeln und in meinen Ohren rauschte es. Ich wäre wahrscheinlich einfach zu Boden gesunken, aber ich riss mich zusammen, denn vor so vielen Leuten in deinem eigenen Alter kippst du

nicht einfach um. Du bist vielmehr ganz, ganz normal und lässt dir nichts anmerken.
Ich beschloss, einen Strich unter das zu ziehen, was passiert war. Und zwar sofort. Es lieber gleich zu vergessen. Plopp.
Aber der Lehrer der 5b sah das nicht ganz so.
»Wer war das?«, fragte er entsetzt. »Wer hat dich hier aufgehängt?«
Er schüttelte mich, aber ich ließ nichts raus.
»Was?«, fragte er. Er schüttelte mich ein bisschen mehr und ein bisschen fester. Als ob er sauer wäre.
»Ist es vielleicht deine eigene Schuld?«, fragte er.
Das war es irgendwie schon, denn es war verboten, in der Pause auf dem Flur herumzuhängen, und also nickte ich.
Meine eigene Schuld.
Nicht der Rede wert.
»Na gut«, sagte er. Kein Zweifel, jetzt war er schlichtweg sauer. »Du hast also einfach abgehoben? Vom Linoleum?«
So hatte ich das ja nicht gemeint, aber egal.
»Ganz von selbst, ja?«
Er hob beide Hände und zeigte mir, was er meinte, als ob ich nicht kapiert hätte, dass er vom Fliegen redete.
Ich beschloss, die Augen zuzumachen.
Vielleicht würde sich dann herausstellen, dass ich nur fantasierte.
Ich machte die Augen zu. Aber der Lehrer der 5b redete einfach weiter.
»Eine Art Wunder?«, hörte ich ihn fragen, während er mir die Hände losband, damit ich sie endlich tief in meinen Hosentaschen in Sicherheit bringen könnte.

»Meinst du, dass wir hier Zeugen von einer Art Wunder geworden sind?«

Ich hörte, was er sagte, aber mir war das egal. Ich musste mir andere Dinge überlegen, zum Beispiel, ob ich noch immer alles in der Tasche hatte, was ich normalerweise in der Tasche hatte. Einen Kronkorken, in dem »Schnecke« stand. Ja, da war er. Ein grünes Gummi. Dick. Das war da. Einen Radiergummi, der nach Blumen roch. Auch den hatte niemand geklaut ...

»Würdest du mir bitte antworten?«, bellte der Lehrer der Parallelklasse, packte mein Kinn und hob es hoch, sodass mein Gesicht in seine Richtung zeigte. Ich dachte, es wäre besser, jetzt die Augen zu öffnen.

»Kann ich dem Rektor also ein WUNDER melden?«

Ich riss mich aus seinem Griff los, wollte einfach losrennen, aber das Ganze war nicht gerade gut durchdacht. Ich kippte kurzerhand nach vorn und fiel voll auf die Nase.

Irgendwer lachte, aber der Lehrer brüllte los und sofort war wieder alles still.

Fast jedenfalls.

»Die Schnürsenkel«, hörte ich.

Mir genau gegenüber stand Eva aus der B und hatte die Arme übereinandergeschlagen.

Ich war genau vor Eva aus der B auf die Nase gegangen. Oder Monster-Eva, wie sie genannt wurde. Sie stand ganz am Rand für sich, wie das so ihre Art war, und starrte mich aus ihren Riesenaugen an. Versuchte, mich damit aufzuspießen. Das wäre nicht nötig gewesen. Du bist trotzdem nicht die Superfrau, auch wenn du zufällig vor einem stehst, der zufällig liegt.

»Die Schnürsenkel«, sagte sie.

Natürlich. Das hatte ich vergessen. Die waren das. Deshalb!
»Die hättest du aufbinden müssen.«
Hier würde es kein Gefummel mit Schifferknoten geben. Nein. Nicht genau unter ihr. Nicht vor dieser Bande. Ich streifte mit aller Kraft die Unglücksschuhe ab, rappelte mich auf und lief weg.
Ich kann wohl sagen, dass ich Eva aus der B in diesem Moment hasste.
Ist es ein Wunder, dass sie das perfekte Mobbingopfer ist?, überlegte ich.
Inzwischen hatte ich schon den endlosen Flur im zweiten Stock erreicht.
Und dann den ersten.
Ich war draußen.
Ich war gerettet.

Wenn meine Mutter nicht gerade sagt, dass ich hart im Nehmen bin, bezeichnet sie mich manchmal als Nuss.

»Du bist eine harte Nuss, schwer zu knacken«, sagt sie dann.

Daran denke ich ab und zu.

Immer, wenn ich eine Nuss knacke, zum Beispiel, denke ich: So bin ich. Nussig. Vor allem in der Weihnachtszeit gibt es bei uns Nüsse. Abgesehen von Erdnüssen, meine ich. Ich habe versucht, an mich auch als Erdnuss zu denken. Ich glaube aber nicht, dass sie mich erdnussig findet.

Ich denke in der Nusssaison und auch zu anderen Zeiten ziemlich oft darüber nach.

Zum Beispiel, wenn ich die Augen schließe.

Dann kannst du dich ziemlich schnell wie eine Nuss fühlen.

Ich bin eine ganz normale Nuss, denke ich. Ich stecke in einer Schale, und weil ich keine Erdnuss bin, stecke ich da ganz allein. Eben liege ich auf einer Bank in einem Wartehäuschen, und wenn ich jetzt die Augen nicht aufmachen kann, wird mir das niemals wieder gelingen.

UND DANN WERDE ICH ZU EINER ECHTEN NUSS.

Fast hätte ich es wirklich nicht geschafft. Die Augen wieder aufzumachen. Aber dann musste ich das tun, denn auf der anderen Straßenseite ging jemand vorbei. Ich konnte mich aufsetzen, ehe sie sich fragten, wer denn wohl ohnmächtig in dem Wartehäuschen lag, an dem sie gerade vorbeigingen. Oder vielleicht tot.

Ich schaute meine Beine an, die fast bis zum Boden hingen, und meine Arme, die ich auf meinem Bauch verschränkt hatte.

Ich war überhaupt nicht tot, alles war gut gegangen.

Sehr gut.

Ich meine, ich hatte überlebt. Und wie.

Wenn du tot bist, ist es schlecht gegangen. So sehe ich das.

Ich habe noch nie andere gefragt, ob sie das auch so sehen. Ich finde zum Beispiel nicht, dass es Sinn hätte, meine Mutter mit solchen Fragen zu belästigen. Sie ist viel zu nervös. Sie würde losheulen und sagen, wenn du tot bist, Adam, ist es nicht mehr schlecht, dann ist das Schlechte vorbei, denn dann ist alles vorbei und zu spät.

Und dann würde sie meinen Vater anrufen und sagen, ich hätte etwas Beängstigendes an mir, das hätte ich sicher von ihm geerbt, und ob er bitte kommen und sie ein wenig beruhigen könnte.

Mein Vater kommt immer, wenn Mutter austickt, und er hätte in diesem Fall gesagt, ich müsste ihr versichern, ich hätte das nicht so gemeint. Anschließend müsste ich es zurücknehmen, aber das hätte nichts geholfen.

»Sieh nur«, würde Mutter sagen. »Sieh nur, jetzt blüht es auf.«

Mutter hat wegen ihrer Nerven an mehreren Stellen ihres Körpers Ausschlag. Der ist angeboren, aber wenn sie besonders gestresst ist, zum Beispiel, wenn jemand etwas sagt, was ihr Angst macht, dann lodert er richtig auf. Tausend rote Flecken verteilen sich überall auf ihrer Haut und sie kratzt und kratzt sich die ganze Zeit. Manchmal, bis sie blutet.

»Du weißt, dass du mit deiner Mutter vorsichtig umgehen musst, Adam«, würde mein Vater sagen. »Du weißt, dass ihre Nerven blank liegen.«

Es ist nicht so, dass sie oben auf der Haut liegen und herumschlackern, wie die Leine am Fahnenmast in der Schule. Es ist nur so eine Redensart, die wir in unserer Familie benutzen, um zu erklären, wie schlimm es um die Nerven meiner Mutter steht. Also beunruhigst du sie nicht mit Gerede über den Tod. Du beunruhigst sie überhaupt so wenig wie möglich.

Deshalb wollte ich auch nichts über diese Sache mit dem Haken sagen. Das sollte Mutter nie erfahren. Ich wollte versuchen, es auch selbst zu vergessen, aber das würde vielleicht ein wenig Zeit brauchen. Wie wenn du an eine Schramme denkst. Es ist nicht gefährlich. Es blutet nicht sehr. Du musst nur den Schmutz herausfischen.

Es kam noch ein Bus. Er hielt an und keuchte schwer, als die Türen sich öffneten. Niemand stieg aus und niemand stieg ein. Nicht ungewöhnlich. Ich saß vermutlich an der ödesten Haltestelle auf der ganzen Strecke. Der Bus schnappte keuchend nach Luft und schloss sich wieder, als klar war, dass ich nicht einsteigen wollte.

Ich machte eine Spuckeblase. Ich konnte sie ziemlich lange festhalten, bis sie zwischen meinen Lippen mit einem »Plopp« platzte. Das war vielleicht ein neuer Rekord.

Ich hielt es nicht für sinnvoll, den brechen zu wollen.

Das wäre nur blöd, denn wenn du dann verlierst, bist du nicht mehr der Sieger.
Ich zog die Beine hoch, verhakte meine Schuhhacken an der Kante der Bank und schloss die Arme um die Knie. Auf diese Weise kannst du das Gleichgewicht halten und hin- und herwippen.
Eigentlich hätte ich gern ferngesehen.
Ich hätte natürlich zu meinem Alten gehen können. Er rechnet auch gern und er wohnt ganz dicht bei Mama und Oskar und mir. Aber wenn ich das getan hätte, dann hätte er sich seine Gedanken gemacht und Mutter gefragt, wieso ich plötzlich bei ihm war, wo ich doch bei ihr sein sollte. Sie sind geschieden, aber sie telefonieren wegen uns Kindern fast jeden Tag miteinander.
Mutter und Vater haben sich in einem Fahrstuhl kennengelernt, der zwischen zwei Stockwerken feststeckte. Als er sich wieder in Bewegung setzte, hatten sie voneinander einen so guten Eindruck bekommen, dass sie erst mal Kaffee trinken gingen.
»Ich glaube, du hast eine beruhigende Wirkung auf mich«, sagte Mama zu Papa, und anschließend haben sie wohl noch einen Kaffee getrunken, stelle ich mir vor. Denn dann haben sie Oskar bekommen und dann kam ich. Aber danach dauerte es nicht mehr lange, ehe Mama von Papa doch nicht mehr so beruhigt war, und da war es das Beste für alle, dass er auszog. Zuerst zog er ans andere Ende der Stadt, aber das machte sie nur noch unruhiger, und da zog er zurück, fast bis zu uns. Und auf diese Weise kamen die Dinge mehr oder weniger ins Lot.
Mein Vater heißt auch Adam. Er ist der zweite. Der erste war der, den Gott erschaffen hat. Folglich bin ich der dritte, richtig?

Witzig?
Mein Alter findet das witzig.
»Und es ist so außergewöhnlich selten«, sagt er immer und wiehert ein bisschen dabei.
Mein Alter hatte als Kind sehr viel davon, dass er der Einzige war, der Adam hieß, jedenfalls in seiner Bekanntschaft. Er kam sich dann vor wie etwas Besonderes. Und diese Freude wollte er gern mit mir teilen.
Tausend Dank.
Ich kann wohl sagen, dass ich mitten in meiner Kindheit stecke, aber ich habe bisher nicht gerade viel Freude davon gehabt, dass ich Adam heiße.
Ich glaube nicht, dass ich Leuten außer ihm begegnet bin, denen dieser Name gefällt.
Ich würde alles darum geben, zum Beispiel Peter zu heißen.
Du kannst mich Peter nennen. Mit i. *Piter.* Diejenigen, die so heißen, sprechen das so aus, obwohl es mit e geschrieben wird.
»Du kannst mich Piter Church vom Freitagskrimi nennen. Und die Schöne mit den blonden Haaren ist die umschuldige Schwester eines Verbrechers, den ich sehr bald hopsnehmen werde.«
»Verzeihung?«
Oi. Ich hatte gar nicht bemerkt, dass da noch jemand war.
Neben mir saß plötzlich eine Frau mit unnatürlich hoher Frisur und sah mich erschrocken an. Ich war selber auch erschrocken. Ich hatte es vermutlich laut gesagt. Dass ich Piter Church war und das mit der Schwester.
»Du hast gesagt, du bist wer?«, fragte die Frau.

Ich versuchte zu sagen, dass ich Adam bin, aber es kam nur Gestammel heraus.
»Alles in Ordnung mit dir?«
»Alles klar«, wollte ich sagen, aber das brachte ich auch nicht heraus.
»Sag mal, ist alles in Ordnung mit dir?«, fragte sie besorgt, und dann streckte sie die Hand aus und streichelte meine Wange.
Ich wusste nicht, was ich machen sollte, denn ich mag es nicht, von Fremden angegrabbelt zu werden.
Zum Glück kam jetzt noch ein Bus.
»Ach, da ist der Bus«, sagte die Frau, als ob sie mich für blind hielte oder so. »Willst du nicht einsteigen?«
Auch darauf bekam sie keine Antwort.
»Aber mein Junge«, sagte sie. »Wo willst du denn hin?«
Sie schüttelte den Kopf so heftig, dass ihre hohe Frisur wackelte, aber dann musste sie loslaufen, damit der Bus ihr nicht davonfuhr.

Ich saß aber nicht dort, weil ich irgendwohin wollte.
Ich saß dort, weil ich nirgendwohin wollte.
Ich sitze oft in Wartehäuschen. Das Schöne daran ist, dass du aussiehst, als ob du irgendwohin unterwegs bist. Zu Freunden, die zwei Haltestellen weiter wohnen, vielleicht, und ihr wollt zum Beispiel Popcorn machen, wenn du kommst. Oder zu einem netten Vetter am anderen Ende der Stadt, dessen Hund ihr beibringen wollt, Dinge zu finden, die die Leute verloren haben. Oder aber du bist gerade unterwegs zum Karatetraining und dann macht niemand Ärger.
Ich saß in dem Wartehäuschen, um auszusehen, als ob ich ir-

gendwohin wollte, und weil es ungefähr auf halbem Weg zwischen der Schule und zu Hause war. Ich saß schon ziemlich lange dort, und deshalb beschloss ich, dass es an der Zeit sei, auf die Uhr zu sehen.

Ich saß seit zwei Stunden dort.

Ich zog den Pullover wieder über meine Uhr. Und auch über meine Hände. Das war jedenfalls kein Problem mehr. Meine Ärmel waren jetzt dauerhaft lang. Ich packte die Bündchen, mit jeder Hand eins.

Es blieb noch immer über eine halbe Stunde, bis Mutter von der Arbeit kommen würde, und ich traf am liebsten gleichzeitig mit ihr zu Hause ein. Dann war ich nämlich nicht mit Oskar allein. Und es gab so wenig Nervkram wie möglich. Was ja der Sinn der Sache war.

Ich beschloss, trotzdem loszugehen, ganz langsam. Mit Mäuschenschritten.

Hinten beim Kiosk musste ich mich ducken und mich im Gebüsch verstecken, denn auf der anderen Straßenseite fuhren ein paar Schüler auf Rädern vorbei. Sie sahen mich nicht. Das war gut, sonst hätten sie sich vielleicht gefragt, ob ich einer von denen war, die unter Punkt 3 auf dem Plakat an unserer Klassentür erwähnt sind.

»Punkt 3: Wenn du siehst, dass jemand allein ist, dann geh hin und frag, ob er/sie bei dem, was du mit deinen FreundInnen machst, dabei sein will.« Ich hoffte wirklich, dass niemand auf diese Idee kommen würde, denn ich wollte das ganz und gar nicht.

Es war auch recht nett in den Büschen. Sehr still, irgendwie. Ich blieb da, bis acht Minuten bevor Mutter nach Hause kommen würde. Dann stapfte ich in eher normalem Tempo weiter.

Am besten war es, ganz kurz vor ihr einzutreffen, ungefähr eine Minute, dann nervte sie nämlich nicht, woher ich jetzt erst käme und so.

Ich war aber gerade haarscharf zu spät und traf Mutter auf der Treppe.

»Hallo, wo hast du dich denn rumgetrieben?«, fragte sie.

Das wollte sie immer ganz genau wissen. Aber nur, weil sie wollte, dass in meinem Leben unheimlich viel los war. Tolle Sachen.

Ich sagte, ich sei bei einem Neuen aus meiner Klasse gewesen.

»Das ist aber nett. Wie heißt er denn?«, fragte sie.

»Jørgen«, sagte ich.

»Und was habt ihr gemacht?«

»Er hat einen Hund, den wir erziehen«, sagte ich und erzählte, wie wir das machten, während ich in allen Zimmern und im Bad nachsah.

Ich hoffte, dass Oskar zu Hause wäre, denn es ärgert mich immer ein bisschen, wenn er das nicht ist. Dann hätte ich früher nach Hause gehen können.

Und typisch: Oskar war nicht zu Hause.

Naturgesetz: Wenn du glaubst, dass Leute zu Hause sind, dann sind sie das nicht. Wenn du glaubst, dass sie nicht zu Hause sind, dann sind sie das.

Es war Mittwoch, und Oskar und ich hatten es aus den Betten und ins Badezimmer geschafft und das ganze Frühstück gegessen, ohne zu diskutieren, wie wir das nannten. Mutter hatte eine etwas andere Einstellung zu dem, was wir Diskussion nannten. Sie sagte, wenn wir nicht aufhörten, uns gegenseitig anzuschreien, würde sie auch mit Schreien loslegen.
Sie legte eigentlich nie mit Schreien los, aber einige Male war es vorgekommen, dass sie aufs Klo gestürzt war und sich eingeschlossen hatte. Danach waren wir dann immer ziemlich brav. Ich jedenfalls. Einmal hatte ich für sie zum Beispiel eine Zeichnung gemacht. Zuerst hatte ich mir überlegt, ob ich mir zwei richtig schwierige Rechenaufgaben ausdenken sollte, aber Rechenaufgaben haben auf Mütter nicht dieselbe Wirkung wie Zeichnungen. Deshalb holte ich meine Buntstifte und zeichnete etwas, das sie und Oskar und mich im Sommer vor unserem Wohnblock darstellen sollte, nur wurde es immer scheußlicher, je länger ich daran arbeitete. Am Ende konnte ich einfach nicht mehr. Ich schrieb darunter, was es darstellen sollte, damit sie sich nicht den Kopf zu zerbrechen brauchte. Und dann schrieb ich noch, dass sie hübsch sei, und setzte meine Unterschrift darunter.
Das mit »hübsch« kommt immer gut an.

»Findest du, Adam?«, fragte sie. Und dann sagte sie, sie sei total gerührt gewesen, und dass ... huch, jetzt hätte sie offenbar Tränen in den Augen. Am Ende kochte sie uns etwas richtig Gutes zum Abendessen, das reichlich danebenging, aber das ist nicht ungewöhnlich. Bei uns gibt es oft leckere Sachen, mit denen irgendein Unfall passiert. Im Backofen, zum Beispiel. Auch Töpfe benehmen sich in unserer Küche überaus seltsam, sagt Mutter. Eine Soße zum Beispiel kann aus unerfindlichen Gründen als Pudding enden oder umgekehrt, ohne dass du etwas anderes gemacht hast, als dich an das Rezept zu halten. Wir haben mehr oder weniger mit dem Soßenkochen aufgehört, weil wir alle drei nicht besonders gern Pudding essen. Es kommt nicht so selten vor, dass wir einfach aufgeben, die Küchentür zumachen und uns eine Pizza kommen lassen. Vor allem Oskar ist gut am Telefon. Wenn er anruft, bekommen wir fast immer das, was wir bestellt haben.

Jedenfalls hatten Oskar und ich an dem Morgen nicht diskutiert und wir stellten unser Geschirr in die Spülmaschine. Mama war guter Laune, weil sie zum Arzt wollte, um sich eine neue Salbe für ihre Nerven verschreiben zu lassen. Oder meinetwegen für den Ausschlag.

»Ich setze sehr große Hoffnungen in diese Salbe«, sagte sie und lächelte sich im Spiegel zu, als ob sie in einem Film mitspielte oder so. Dann fing sie an, einen Schlager aus ihrer Jugend zu singen. Oskar verdrehte die Augen, aber ausnahmsweise sagte er nichts, was die Stimmung verdorben hätte.

Es war ein schöner Mittwochmorgen. Als ich aus dem Haus trat, regnete es noch dazu. Dann kannst du dich in deinen Regenmantel verkriechen, denn der hat eine riesige Kapuze, die

du dir übers Gesicht ziehst, und du kannst sozusagen klammheimlich die Welt belauern. Hervorragendes Wetter für Ermittlungen, zum Beispiel. Sicher sah Piter Church das auch so. Sicher nutzten er und seine Kollegen das aus.
Als ich aus dem Wäldchen kam, goss es wie aus Kübeln und das Einkaufszentrum war wie ausgestorben. Mehr, dachte ich. Mehr Regen. Sturm. Es gab auch viel zu selten einen Orkan. Bäume, die umkippten, und Dächer, die weggeweht wurden, und Leute, die ihre Kleider festhalten und aufpassen mussten, dass sie nicht über die in riesigen Knäueln auf den Boden gestürzten Telefonleitungen stolperten, und Stromausfall und Alarmanlagen, die außer Betrieb waren, und jede Menge Kriminelle. Oder zumindest eine Überschwemmung in einem Gully, damit die Polizei kommen und den Verkehr aufhalten muss, während die Feuerwehr die Verstopfung in der Kanalisation behebt. Vielleicht könnte ich Oskar dazu bringen, die Zeitung anzurufen, dann könnten sie am nächsten Tag ein Bild davon bringen. Oder ein Bild von uns. Neben dem Gully.
Wäre doch toll.
Es war fast kein Mensch zu sehen, aber ich war trotzdem vorsichtig. Ich schlich mit dem Rücken zur Mauer weiter und blieb immer wieder stehen, lugte vorsichtig um die Ecke und sah mich überall um, ehe ich weiterschlich. Genauso hätte Piter das gemacht, dachte ich. Alles ging gut. Nicht ein Mensch bemerkte mich. Und ich war gerade rechtzeitig in der Schule, sodass ich nicht aufs Läuten zu warten brauchte, andererseits aber auch nicht zu spät kam.
Ich betrat das Gebäude, lief problemlos die Treppen hoch und durch die Gänge. Und dann brauchte ich nur noch ins Klas-

senzimmer zu schlüpfen und mich zu setzen, ohne jemanden anzustoßen, der das als Aufforderung zum Kampf auffassen könnte. Auch das schaffte ich richtig gut.
Yes! Yes! Yes!
Mittwoch ist mein Glückstag, dachte ich und schlug das Mathebuch auf der Seite auf, zu der ich und nur ich und niemand sonst aus der Klasse vorgedrungen war.
Da kam die Rektorin mit Eva herein. Dem Monster aus der B. Der mit den Stechaugen und den dicksten Brillengläsern auf der Schule, leider hilft da auch kein Harry-Potter-Gestell.
Die Rektorin ist eine kleine, aber ungeheuer dicke Frau, und sie bat um vollständige Stille. Nach einer Weile brachte sie wirklich alle dazu, einigermaßen ruhig neben ihren Tischen zu stehen und Eva zu begrüßen.
Tick Trick Trottel vom ersten Tisch direkt vor dem Pult, wo er saß, weil er immer so verdammt viel Krach machte, fragte, ob das denn einen Sinn hätte.
»Die ist doch bloß aus der B«, meinte er.
»Sagt ihr FREUNDLICH Guten Tag«, bellte der Lehrer.
»Hat sie uns angeschwärzt oder was?«, fragte Kalle am Fenster.
Das war keine überraschende Frage, denn alle wissen, dass Eva ganz schön viel zu petzen hätte, wenn sie das wollte. Sie ist wahrscheinlich die in der Fünften, die dazu den meisten Grund hat. Alle hatten an sie gedacht, als die Verhaltensregeln an unsere Klassentüren gehängt wurden, die das Mobben verbieten. Eva ist nämlich nicht nur fast immer allein, so wie ich, sie ist immer allein. Und sie ist das auf eine viel deutlichere Weise als ich. Sie ist nämlich so eine, die in den Pausen einfach zu den

anderen geht und fragt, was sie machen. Und selbst wenn die anderen ihr sehr energisch erklären, dass sie überhaupt nichts machen, lässt sie nicht locker, denn natürlich machen sie irgendwas. Sie wollen nur gerade ihr nicht verraten, was. Und dann drängt sie sich auf und sagt, dass sie trotzdem mitmachen will.

»Ich möchte auch gern bei dem mitmachen, von dem ihr sagt, dass ihr es nicht macht«, verkündet sie. »Jetzt. Sofort.«

Dann werden die anderen gemein und sagen Dinge, die dafür sorgen, dass immer mehr Schüler dazukommen und wissen wollen, was jetzt passiert.

Ich gehe auch oft hin, wenn ich in der Nähe bin. Auf Eva herumzuhacken, dabei können alle mitmachen. Und wenn es schließlich klingelt, gehe ich mit den anderen zusammen ins Haus. Mitten zwischen ihnen. Dann komme ich mir vor, als wäre ich ganz normal und hätte nicht so einen bescheuerten Namen wie Adam.

Es ist kein Wunder, dass Eva gemobbt wird. Sie gilt nämlich als echtes Monster. Und als eiskalt. Zum Beispiel hat niemand sie jemals weinen sehen, auch wenn sie allen Grund dazu hätte.

Gerüchten zufolge soll sie das nicht können. Weinen. Gerüchten zufolge ist bei ihrer Geburt etwas schiefgegangen. Das hatten alle sofort kapiert, im Krankenhaus, sowie sie auf die Welt gekommen war. Sie haben ihr einen Klaps nach dem anderen verpasst, das macht man doch so mit Neugeborenen, damit sie schreien, aber Eva hat nicht einen Mucks hören lassen.

Richtig unheimlich.

Alle in der Schule haben es aufgegeben, Eva zum Weinen zu bringen, aber sie kann ungeheuer gut fluchen und Leute ausschimpfen, und das ist mindestens genauso unterhaltsam. Nicht, dass sie so viele neue Wörter benutzt, doch sie kann ganz toll alte auf neue Weise zusammensetzen. Sumpfmongo zum Beispiel. Dieses Wort hat sie als Erste benutzt. Jetzt sagen die aus den höheren Klassen das bestimmt jeden Tag. Kotzrotz und Schwanzdussel sind auch solche Kombinationen. Eva ist eine Meisterin im Beschimpfen.

Aber das Schlimmste ist, dass sie angeblich noch andere Dinge kann. Richtig schlimme Dinge. Es gibt nämlich einige wenige Stellen am Körper, wenn du auf die gezielt schlägst, ist der andere auf der Stelle tot. Und du brauchst nicht einmal fest zu hauen, du musst nur richtig treffen. Monster-Eva weiß, wo diese Stellen sind und wie du zuschlagen musst. Es ist offenbar nur Glück, dass sie noch niemanden umgebracht hat. Aber es sind schon welche ins Krankenhaus gekommen. Und jedenfalls ist es so: Wenn du sie siehst und bist allein, dann haust du am besten ab, sonst kann sie anfangen, dich ohne jeden Grund gezielt auf diese Stellen zu schlagen. Und an einer Mordmaschine geht doch niemand freiwillig vorbei.

»Entschuldigung, aber was hat sie denn jetzt wieder über uns gesagt?«, fragte eins von den Mädchen, die immer gerade nichts Besonderes machen, wenn Eva sie fragt, was sie tun.

»Außerdem lügt sie. Ununterbrochen«, fügte ihre beste Freundin hinzu.

»Hat hier irgendwer keine Lust, freundlich zu grüßen?«, fragte unser Lehrer mit einer Stimme, die allen die Lust nahm, nicht freundlich zu grüßen.

Wir sagten dem Monster Hallo und Guten Morgen, und dann durften wir uns endlich setzen. Wir warteten darauf, dass ir-

gendwer uns erklärte, was sie in unserer Klasse zu suchen hatte.
»Eva wird hier bei uns anfangen«, verkündete unser Lehrer.
»Hä?«
»Nein!«
»Nein ...«
Alle waren total entsetzt.
»Doch. Sie kommt in eure Klasse«, sagte die Rektorin.
Sie meinten das ernst.
»Wir werden dem Rest der Schule zeigen, wie man eine Mitschülerin empfängt, die ein wenig extra ...«
Unser Lehrer suchte nach einem passenden Wort, aber dazu brauchte er so lange, dass die Rektorin es ganz offen aussprach:
»Ein wenig extra Unterstützung braucht«, ergänzte sie.

Naturgesetz Nr. 1: Was nicht passieren darf, passiert, auch wenn es das Allerunwahrscheinlichste ist, das dir überhaupt einfällt. Wenn es nur schlimm genug ist, dann spielt es keine Rolle, ob es selten eintrifft. Es passiert.
In unserer Klasse gab es drei freie Tische.
Drei.
Und alle waren weit weg von meinem Platz.
Aber was macht unser Lehrer?
Er schaut sich um und sieht aus, als ob er gründlich überlegt. Schließlich bittet er das Mädchen am Tisch hinter meinem, sich woanders hinzusetzen.
»Da wird Eva sitzen«, sagt er.
Hallo?

Er zeigt auf den Tisch.
Hinter mir?
Der meint das ernst.
Er begleitet Eva, rückt den Stuhl für sie zurecht und sie setzt sich. Wenn ich Haare auf dem Rücken hätte, dann würden die sich jetzt gewaltig sträuben.
Ich meine, wenn du in deiner Klasse einen Adam hast, dann setzt du doch keine Eva hinter ihn, wenn du nicht nur Matsch in der Birne hast, meine ich. Denn wenn zum Beispiel Besuch in die Klasse kommt, ein Fremder, und alle ihren Namen sagen müssen, dann kannst du dir vorstellen, was passieren wird, nicht wahr?
»Adam«, sagt der, der Adam heißt.
»Eva«, sagt Eva.
Die totale Katastrophe.
Vergleichbar mit einer tickenden Bombe, und ich saß darauf. Wenn die anderen in der Klasse erst unsere Namen gehört und mit Apfel und Schlange und diesem ganzen Mist in Verbindung gebracht hätten, dann würde die Bombe mich in Stücke reißen. Und das durfte nicht passieren.
Ich musste ganz schnell mit meiner Mutter sprechen.
Ich musste sie dazu bringen, mit dem Lehrer zu reden. Und der musste dafür sorgen, dass es ganz zufällig aussah, dass ich oder Eva an einen anderen Tisch versetzt wurde. So weit voneinander entfernt wie möglich, damit alle meinen Namen vergessen hätten, wenn sie ihren nannte, oder umgekehrt.
Aber wichtig war, dass das ganz im Geheimen passieren musste, denn wenn es in der Schule bekannt würde, dass wir dies und das unternommen hatten, dass unsere Eltern damit zu tun

hatten und dass die Rektorin darüber informiert war, dass unsere Namen eine katastrophale Kombination waren, dann wäre es nicht zu vermeiden, dass Eva und ich plötzlich vor einer riesigen Mobberbande stehen würden, zusammen.
Die Vorstellung, gemeinsam mit Eva gemobbt zu werden, war noch schlimmer als die Vorstellung, ganz allein vor irgendeiner riesigen Bande zu stehen.
So weit durfte es nicht kommen.
Ich hielt mich an meinem Tisch fest, denn die Welt schien sich um mich zu drehen. Aber es war wohl doch nicht die Welt. Ich war das. Es war in meinem Kopf. Es war meine Gehirnmasse. Die blubberte und kochte wie ein misslungenes chemisches Experiment. Rauchende Blasen jagten nach oben und sanken wieder nach unten und bildeten kleine Kreisel auf einer siedenden Oberfläche. Kein Wunder, wenn einem dabei schwindlig wird!
Aber plötzlich wurde mir auch noch schlecht, denn mir ging auf, dass das mit den Namen nicht das Schlimmste war.
Ich schaute meine Hände an, die sich an den Tisch klammerten. Um die Nägel und oben auf den Fingerspitzen waren sie weiß und sie zitterten.
Das war kein Wunder.
Selbst für jemanden, der keine besonderen Probleme mit den Nerven hat, ist es unerträglich, so nah hinter sich eine zu haben, die alles über die tödlichen Stellen am menschlichen Körper weiß. Ich meine, Monster-Eva hatte natürlich gesehen, dass auch ich zu der Bande gehörte, die einige Male versucht hatte, sie zum Weinen zu bringen.
Und du weißt nie, wann die Leute beschließen, sich zu rächen.

Du weißt nur, dass sie es tun werden. Bei nächster Gelegenheit.

Das war mir klar.

Natürlich war mir klar, dass Eva aus der B dicht hinter meinem Rücken saß und dass ihr allmählich aufging, dass die nächste Gelegenheit gekommen war. Und die war perfekt, um eine grausame Rache zu nehmen, vielleicht nicht an dem schlimmsten Mobber, aber doch an einem von ihnen.

An mir.

Und ich war das perfekte Opfer. Ich war nicht zu groß. Nicht zu beliebt. Und ich hatte das Problem mit der Stimme, das dafür sorgte, dass ich nicht vor Angst laut schreien würde.

Niemand würde hören, dass ich umgebracht wurde.

Auch meine Mutter nicht.

Sie würde es erst erfahren, wenn alles vorüber wäre, denn ich konnte sie nicht in die Sache hineinziehen.

Einer wie ihr darfst du einfach nicht erzählen, dass ihr kleinster und verletzlichster Sohn von einem Mördermonster verfolgt wird. Ich meine, sie würde sich sofort entsetzliche Dinge vorstellen, bei denen ich die blutüberströmte Hauptperson war, die leblos in einem einsamen Graben lag oder hinter einem längst nicht mehr benutzten Gebäude.

Und dann würde sie einen Zusammenbruch erleiden, der vielleicht endgültig wäre.

Außerdem glaubte Mama gern, dass wir in unserer Familie fürsorgliche und freundliche Menschen waren, und sie wäre doch arg enttäuscht und traurig, wenn sie wüsste, dass ich zu so einer Mobberbande gehörte.

Eine Doppelstunde Mathe, neunzig Minuten, war alles, was nötig war, um ein ziemlich erträgliches Dasein in ein Leben in fortwährender Angst zu verwandeln.

Ich finde es nicht weiter verwunderlich, dass du nicht mehr aufpasst, wenn hinter dir plötzlich ein Monster sitzt und dich mit Mörderblicken durchbohrt. In aller Ruhe und aus einer absolut perfekten Position heraus konnte Eva an ihren grausamen Racheplänen herumfeilen, unter denen bald der kleinste Junge aus der 5c leiden würde.

»Junger Mann?«, fragte der Lehrer.

War ich gemeint?

Ja, er meinte offenbar mich, denn plötzlich stand er genau vor mir. Und sah er nicht auch ein wenig besorgt aus?

Vielleicht hatte er mir angesehen, wie schrecklich schlecht mir war. Und jetzt wollte er mir sagen, dass ich lieber nach Hause gehen und mich erholen sollte.

Aber nein. Ihm fiel überhaupt nichts auf. Er war nur vertieft in seinen Unterrichtsstoff und ich sollte eine Rechenaufgabe lösen.

»Kannst du das bitte an der Tafel machen?«, fragte er.

An der Tafel?

Yes!

Ich kippte den Stuhl und fast auch den Tisch um und bahnte

mir einen Weg, wobei ich zwischen Klamotten und Schuhen und Turnbeuteln dahinstolperte und mein Fuß in einen Ranzen geriet, weshalb ein Pausenbrot einige leichtere Verletzungen davontrug. Tick Trick Trottel nutzte die Gelegenheit, mir zu drohen, dass ich mich zusammenreißen sollte, sonst würde er im Gegenzug mein Brot zermatschen.

Aber das war mir scheißegal, auch wenn es nie ein gutes Zeichen ist, wenn Tick etwas zu mir sagt. Jedenfalls kam ich aus Monster-Evas Reichweite heraus, und genau darum ging es mir.

»Und jetzt rechnen wir«, sagte der Lehrer ein wenig wie in »Wer wird Millionär«.

Ich schrieb die Zahlen auf, als er sie herunterleierte.

Inzwischen hatte ich mich so weit beruhigt, dass ich begriff, was ich zu tun hatte. Ich musste sie langsam schreiben. Sehr langsam.

Es wurden vielleicht die schönsten Zahlen, die jemand aus unserer Klasse jemals auf eine Tafel geschrieben hatte.

Und dann rechnete ich.

So langsam ich konnte und ganz genau.

Aber trotzdem, es gibt Grenzen dafür, wie lange du eine ziemlich einfache Rechenaufgabe ausdehnen kannst. Du wirst irgendwann fertig. Zwei superlange Striche unter die Lösung, und dann gab's nichts mehr zu tun. Nun konnte der Lehrer noch wie immer sagen, dass es genau so gemacht werden muss.

Und mir eventuell noch eine Aufgabe geben.

»Hat man so was schon gesehen«, sagte er stattdessen und starrte in sichtlicher Verblüffung meine Zahlen an.

Etwas stimmte nicht mit meiner Rechenaufgabe.

Er stellte sich ganz dicht vor die Tafel und rechnete die Aufgabe einige Male mit einem Finger in der Luft durch. Dann schnaubte er ganz kurz, drehte sich zu mir um, faltete die Hände und rieb sich mit den Fingerknöcheln unter dem Kinn, wie er das immer machte, wenn Tick Trottel oder Kalle eine falsche Antwort gaben.

Wollte er sagen, dass ich einen Fehler gemacht hatte?

Ich sah die perfekt leuchtenden weißen Zahlen an der schwarzen Tafel an. Ordentlich angeschrieben, jede in ihrer eigenen Zeile.

Ich konnte nicht sehen, dass mit ihnen etwas nicht stimmte.

Aber das tat es.

»Falsch«, sagte mein Mathelehrer zum aller-, allerersten Mal in meinem Leben.

Die ganze Klasse schnappte nach Luft.

»Falsch?«

»Er hat sich verrechnet.«

»Adam hat ...«

Das war unmöglich. Ich verrechne mich nicht.

Aber dann begriff ich. Es lag an Eva. Vermutlich hatte sie ein Gift, das sie ausspritzte. Vielleicht fing sie das Töten damit an. Sie verspritzte ein Gift, das dir das Gehirn lähmt, und wenn du nicht mehr denkst, wirst du zur leichten Beute.

»Willst du das nicht korrigieren?«, fragte der Lehrer ungläubig.

Doch. Doch, gern, aber ich hatte offenbar mit Denken aufgehört.

Ich starrte und starrte, aber ich konnte den Fehler nicht erkennen, weil ich die Zahlen nicht mehr richtig sah. Sie schienen sich voneinander getrennt zu haben und irgendwo tief, tief in der Dunkelheit der Tafel herumzuwackeln.

»Meine Güte«, sagte der Lehrer, nahm die Kreide, versetzte ein Komma und schickte mich kopfschüttelnd zurück an meinen Platz.
Aber ich ging einfach nicht.
Ich rührte mich nicht von der Stelle.
»Hallo?«, fragte der Lehrer.
Ich hörte, dass die anderen losprusteten, aber die dachten sicher auch nicht an Mord. Die sollten mal versuchen, ein bisschen an Mord zu denken. Dann würden sie ja sehen, wie komisch das war.
»Du kannst dich setzen«, sagte der Lehrer überdeutlich und jeder mit einem Funken Verstand hätte längst kapiert, dass er wollte, dass ich sofort die Umgebung der Tafel verließ.
Ich blieb stocksteif stehen.
Worauf der Lehrer kam und mir einen ziemlich rücksichtslosen Stoß in den Rücken versetzte. Voll in die Monsterzone.
Ich stolperte zwei Schritte vorwärts. Ich machte noch einen. Und einen kleinen.
Das musste ich, denn der Lehrer stand dicht hinter mir.
Mir war so schlecht. Es war genau wie im Film. Wenn alles ganz schrecklich ist, kommst du an eine Hängebrücke, die weder hinten noch vorn richtig befestigt ist oder wo die Bretter fehlen. Und dann musst du dich vorsichtig von der einen auf die andere Seite hangeln, über riesige Löcher, durch die es direkt in die Tiefe geht. Die Brücke schwingt hin und her, sie schwingt so kräftig, dass du jeden Moment loskotzen könntest, aber du musst auf die andere Seite. Dir bleibt keine andere Wahl. Es gibt keinen Weg zurück, denn dort lauern Schurken und Verbrecher. Und wenn jemand für die weitere Geschichte

nicht so ganz wichtig ist, dann fällt er jetzt runter. In einen schäumenden Wasserfall. Niagara, vielleicht. Ich kam mir für die Geschichte auch wirklich nicht mehr so wichtig vor, und da wäre es mir nur recht gewesen, einfach zu fallen und zu fallen und zu fallen und dann irgendwo im Wasser zu verschwinden. Die Chance, zu überleben, kam mir in irgendeinem schäumenden Wasserfall doch größer vor als an dem leeren Tisch, der mich direkt vor Eva aus der B anfauchte.

Sie lächelte.

Ich weiß nicht, ob die anderen in der Klasse sehen konnten, wie sie lächelte.

Sicher nicht, denn das Lächeln war für mich bestimmt.

Ich hatte noch nie ein so kleines, verbissenes und unheimliches Lächeln gesehen.

Mir blieb nur eins.

Und das tat ich auf halber Strecke zwischen Tafel und Tisch. Ich sackte in mich zusammen, und als der Lehrer sich über mich beugte, zeigte ich auf meinen Bauch und stöhnte.

»Was ist denn jetzt schon wieder?«

Ich stöhnte weiter.

»Bist du krank?«

Ich stöhnte etwas, das Ähnlichkeit hatte mit »Ja, und wie«.

»Willst du nach Hause?«

Es kann durchaus sein, dass ich außerdem noch weinte, denn der Lehrer schien es nun auch für das Beste zu halten, wenn ich nach Hause ging. Er packte meine Schultasche, half mir auf die Beine, und ich ging nicht nach Hause, ich rannte. So schnell ich nur konnte.

Ich saß auf dem Wohnzimmersofa und sah zu, wie die Fische sorglos durch Oskars Aquarium schwammen. Oskar hatte so lange gequengelt, dass er das Aquarium schon satthatte, als er es endlich bekam.
Was wussten die Fische schon über das Los der Menschen? Gar nichts. Und da konnten sie froh sein. Sie brauchten nichts zu fürchten, denn sie waren nur von freundlich gesinnten Arten umgeben. Sie waren gekauft worden, um gut miteinander auszukommen und sich zusammen wohlzufühlen. Natürlich gab es auch Mörderfische, aber die ließ man nicht zu unschuldigen Fischen in ein Aquarium. Wer Fische hat, passt darauf auf, dass ihnen so etwas nicht zugemutet wird.
Auf Menschen aber passt wohl niemand auf.
Denn wenn das so wäre, dann hätte *sie* nicht im selben Block gewohnt wie ich.
Das hört sich vielleicht sehr, sehr nah an, aber das ist es nicht, denn wir reden hier trotz allem vom längsten aller Wohnblocks in allen norwegischen Satellitenstädten.
Trotzdem wohnten sie und ich im selben Block.
Und Monster-Eva hatte einen Vorteil. Sie wohnte am anderen Ende, das höher lag, noch dazu im dritten Stock. Deshalb hatte

sie eine hervorragende Aussicht auf alles, was auf dem Boden kreuchte und fleuchte.
Ich sah es schon vor mir.
Tief da unten ging ich, Adam der Dritte in der Fünften. Noch kleiner, als ich eigentlich war, wegen der Entfernung. Ein echtes Weichei und fast immer allein und unbeschützt, nicht mal von Oskar.
Zur Schule und von der Schule nach Hause.
Allein.
In den Laden. Wenn Mutter etwas vergessen hatte.
Zu meinem Vater und zum Chor, das war nicht so gefährlich. Dann war ich ja meistens mit Oskar zusammen und nahm gern eine Runde Kokosnuss in Kauf, wenn es denn sein musste.
Monster-Eva wohnte ganz einfach zwischen mir und dem Rest der Welt. Und da spielt es keine Rolle, wie wenig du mit dieser Welt zu tun hast. Egal, wie wenig das war, es war doch mehr als genug.
Ich musste also nicht nur an einen anderen Tisch übersiedeln. Ich musste auch an einen anderen Ort umziehen.
In dem Moment hörte ich die Tür und fuhr wahnsinnig zusammen, obwohl eines doch völlig unmöglich war: nämlich, dass sie einen Schlüssel zu unserer Wohnung hatte.
Es war Oskar.
»Hallo«, sagte er. »Wieso bist du denn da? Sonst kommst du doch nie vor mir nach Hause.«
Dann ließ er seine Jacke auf den Boden sinken und sich neben mir auf das Sofa fallen und schaltete den Fernseher ein.
»Lust auf 'ne Runde Kokosnuss?«, fragte er und blieb bei einem

Popsender hängen. »Muss aber nicht sein. Wenn du mir zwei Brote schmierst. Makrele in Tomate und Majo.«
Oskar wartete meine Antwort nicht ab. Als er schon loshauen wollte, rief einer von seinen Freunden an und wollte sich sofort mit ihm treffen.
»Supi«, sagte Oskar. »Spitze. Bin schon unterwegs.«
Er legte auf und machte einen kleinen Sprung.
Es war eigentlich seltsam, dass zwei Brüder dermaßen unterschiedliche Leben haben konnten.
Ich drehte die Musik ganz leise, und da sah ich, dass Fische im Aquarium und Popsänger im Fernsehen Ähnlichkeit miteinander haben. Aber das war nur ein kurzer Gedanke am Rande, der leicht wie ein Lufthauch an dem vorbeistreifte, worüber ich mir eigentlich den Kopf zerbrach.

Ich wartete, bis es dunkel geworden war. Ich sagte nichts zu Mutter und schon gar nichts zu Oskar, der sich in einen Film ab 16 mit richtig viel Action geschmuggelt hatte. Es wäre sicher leichter, sie anzurufen, wenn ich mich erst mal bei meinem Vater eingerichtet hätte.

Ich hatte meine Schultasche, einen Koffer, vier Plastiktüten und allerlei Kleinkram dabei, aber glücklicherweise habe ich ein Fahrrad und band alles darauf fest. Und dann war kein Platz mehr für mich. Also musste ich schieben. Oder genauer gesagt, stoßen und schleppen, denn ich nahm nicht den Bürgersteig. Der leuchtete verlockend unter den Laternen, aber ich nahm ihn trotzdem nicht. Ich dachte, wenn ich nicht viel sehen könnte, würde Eva überhaupt nichts sehen. Und das wäre besser so.

Jedenfalls sah ich rein gar nichts.

Ich riss mir blutende Wunden an Berberitzen und Rosen und meine Schuhe füllten sich mit einer Art stinkendem Dünger, mit dem irgendwer die Pflanzen auf der Grünfläche abgedeckt hatte. Ich fragte mich, warum ich nicht schon längst an einem sonnigen Tag zu meinem Alten gezogen war. Es war doch nur recht und billig, dass auch er eins von uns Kindern bei sich hatte.

Und da Monster-Eva mit Oskar keine Rechnung zu begleichen hatte, war es sicher sinnvoller, dass er bei Mama wohnte.

»Was in aller Welt …«, fragte mein Alter, als ich die Wohnungstür aufschloss.
»Ja«, sagte ich. »Und ich hab ein bisschen Kram mitgebracht.«
Ich hob mein Gepäck über die Türschwelle und wollte ins Wohnzimmer gehen, aber er hielt mich auf. Vater packte meinen Arm ziemlich hart und hielt mich fest.
»Adam?«, flüsterte er, als ob er Angst hätte, jemand könnte ihn hören. »Ich habe Besuch.«
»Besuch?«, fragte ich ungläubig. Mein Alter hatte doch nie Besuch.
Worauf er mich fast bis ins Badezimmer schob und einen Finger vor den Mund legte.
»Hör zu, mein Junge«, sagte er. »Es ist eine Frau.«
Da kapierte ich jedenfalls gar nichts mehr.
»Verstehst du?«
Ich nickte trotzdem.
Worauf er mir so einen kumpelhaften Stoß in den Rücken gab und mich vor sich her ins Wohnzimmer schob. Und dort, in seiner umgestellten Sitzgruppe, saß wirklich eine Frau, sie hatte sogar ein bisschen Ähnlichkeit mit ihm. Dünn, kurze bräunliche Haare und graue Klamotten. Als sie mich sah, fuhr sie hoch und fragte meinen Alten, ob sie lieber gehen sollte.
Oder genauer gesagt kapierte ich, dass sie das meinte.
»Nicht doch«, sagte mein Vater und erzählte, welcher von seinen Söhnen ich war. »Der jüngere. Der, der so gut rechnet.«

»Ingrid«, sagte Ingrid und hielt mir die Hand hin.
Ich sagte, dass ich Adam hieß und gerade zu meinem Vater gezogen war.
»Ach?«, meinte sie.
»Was?«, fragte mein Alter.
»Ich bin von Mutter zu dir gezogen«, sagte ich. »Du musst sie anrufen und ihr Bescheid geben, damit sie nicht austickt.«
Und jetzt ging mir auf, dass Ingrid nicht nur zufällig eine Frau war, die zufällig einen zufälligen Bekannten besuchte. Und Ingrid ging auf, dass es doch besser war zu gehen.
Ich glaube, sie küssten sich. Es wurde jedenfalls draußen auf dem Flur sehr still, und als mein Alter wieder ins Wohnzimmer kam, sah er aus wie jemand, der behaupten will, nicht das getan zu haben, was er getan hat und was er nicht hätte tun dürfen. Er sah komisch aus.
»Sie und ich sind ...«, sagte er, kam aber nicht weiter.
Er wand seinen Oberkörper sozusagen in der Luft, um ein Wort herauszulassen, das einfach nicht herausgelassen werden wollte.
Oskar hätte gesagt, dass er aussah, als ob er in seinem eigenen Fett schmorte. So kommst du dir vor, wenn du allein schuld an etwas bist, unter dem nur du allein leiden musst.
Mir ging auf, dass mein Alter versuchte, zuzugeben, dass Ingrid seine Freundin war, aber Oskar sagt noch etwas anderes. Nämlich, dass du Leute, die in ihrem eigenen Fett schmoren, darin so lange wie möglich brutzeln lassen sollst, denn so was ist einfach schrecklich, und es geschieht ihnen recht.
Ich wartete nicht so lange, wie Oskar das getan hätte, ehe ich dem Alten heraushalf.

»Ihr seid vielleicht zusammen?«, fragte ich.
Vater nickte.
Ich sagte, das sei mir egal, aber ob er nicht bitte Mama anrufen könnte, ehe sie Polizei und Krankenwagen alarmierte.
Während er mit Mama darüber sprach, dass ich zu ihm gezogen war und dass er noch nicht wusste, warum, ging mir auf, dass neulich beim Fernsehkrimi vermutlich Ingrid angerufen hatte. Damals, als mein Alter so eine komische Stimme bekommen hatte, dass er sich mit dem Telefon in der Küche verstecken musste.
Ich hätte nicht gedacht, dass mein Vater einer war, der Geheimnisse hatte. Er war einfach nicht der Typ. Aber Ingrid sah ja auch nicht aus wie eine, die einen Liebhaber hatte. Ich hatte eigentlich noch nie eine so hässliche Geliebte gesehen. Eine Geliebte muss lange blonde Haare haben oder jedenfalls lange Haare. Und große weiße Zähne muss sie haben und mit offenem Mund lächeln. Ich wusste eigentlich überhaupt nicht, ob Ingrid Zähne hatte. Sie hatte den Mund nicht auf eine Weise geöffnet, die es möglich gemacht hatte, nachzusehen. Sie hatte auch kein einziges Mal gelächelt, wie eine Geliebte lächelt.
Mein Vater sagte Mutter so ungefähr, dass wir einige Tage abwarten müssten, und dann kratzte er sich, so tief er konnte, in dem Ohr, das er nicht ans Telefon hielt.
Auch er wirkte nicht gerade verliebt, wenn ich genauer hinsah. Seine Klamotten sahen jedenfalls nicht danach aus. Er trug einen Pullover, den Mutter ihm nach einem Muster gestrickt hatte, das sie nicht kapierte, und eine Hose, die an Southpolehosen erinnerte, nur dass mein Alter nicht auf solche Hosen stand, also war diese Hose bei ihm ein schwerwiegender Fehler

und Irrtum. Und er trug Pantoffeln. Verliebte tragen ja wohl keine Pantoffeln.
Piter Church zum Beispiel?
In Pantoffeln?
Nimmermehr!
Am Ende war es Mutter recht, dass ich ein paar Tage dablieb, auch wenn sie nicht begriff, warum ich das wollte. Das konnte ich ihr auch nicht sagen. Du sagst doch niemandem, dass du von deiner Mutter wegziehen musst, weil du eine Sterbensangst davor hast, von einem Mädchen umgebracht zu werden. Das sagst du nicht mal zu Leuten, die nicht besonders nervös sind.

Mein Alter hat nur zwei Zimmer und eine Küche, und wenn wir Jungs zu Besuch sind, schlafen wir im Schlafzimmer und er im Wohnzimmer. Das Sofa seiner Sitzgruppe ist ein Schlafsofa und kann zu einem Dreivierteldoppelbett ausgezogen werden.
»Wir können beide im Bett schlafen, wo ich doch allein hier bin«, sagte ich, als ich schlafen ging.
»Nicht doch«, sagte er.
Als ich dann im Bett lag, telefonierte er über eine Stunde mit irgendwem, Mutter war es jedenfalls nicht.

Du schläfst, aber wenn die Nacht vorbei ist, wirst du wieder wach.
Das gehört wohl auch zu den Naturgesetzen.
Ich sah mich in Vaters Badezimmerspiegel. Ich sah reichlich elend aus. Bleich und armselig, fand ich. Ich reckte mich, stellte mich auf Zehenspitzen und sah mir auch mein Profil an.
Warum war ich so unnatürlich klein geraten?
Monster-Eva war nicht älter als ich, aber sie war mindestens einen Kopf größer, dabei war sie ein Mädchen!
Litt ich vielleicht an einer Krankheit, die mich klein und dünn werden ließ?
Wenn ich doch nur eine Krankheit gehabt hätte!
Die brauchte ich dringend.
Aber Fieber, zum Beispiel, stellt sich ja bekanntermaßen nicht gerade dann ein, wenn du es brauchst.
Es gibt ganz besondere Naturgesetze, die dagegen sprechen, dass etwas auftaucht, wenn du es dringend brauchst.
»Geht's gut?«, fragte mein Alter und goss Milch über meine Cornflakes.
»Ja«, sagte ich, obwohl das Natürlichste doch gewesen wäre, weinend zusammenzubrechen im Angesicht der Tatsache, wie es mir an diesem Tag ergehen würde.

Eins blieb mir heute immerhin erspart, nämlich an Evas Hauseingang vorbeizugehen. Dieser Gedanke tröstete mich ein bisschen.
Wie immer hatte ich das Timing voll im Griff.
Gerade Zeit genug. Nicht zu viel, nicht zu wenig. Ich trat im letzten Moment durch das Schultor und schlüpfte mit den anderen auf die übliche, vorsichtige Weise, die niemanden ärgert, durch die Türen. Ich passte die ganze Zeit genau auf, hinter mir, vor mir, hinter mir, neben mir, aber das Monster konnte ich nicht sehen. Bis ich in die Klasse kam.
Da saß sie.
Sie saß schon an ihrem Tisch.
Sah aus, als ob sie bereits eine ganze Weile dasaß. Vor sich aufgeschlagene Bücher und ihr Federmäppchen. Eine Butterbrotdose mit einem Bild von einem Kätzchen. Einen lila Haargummi. Sie senkte ihren Kopf noch tiefer über das Buch, in dem sie las. Ganz versunken sozusagen. Clever. Sie will wohl nicht zugeben, dass sie merkt, dass ich gekommen bin, dachte ich. Spielt das Unschuldslamm. Und was das Timing anging, war sie mindestens so gut wie ich. Oder sogar besser. Man hätte sie für ein ganz normales Mädchen halten können.
»Adam«, sagte der Lehrer.
Das bedeutete, dass ich der Einzige war, der noch nicht saß.
Pech. Ich hatte mich doch nahezu unsichtbar machen wollen und jetzt brüllte er meinen Namen geradezu durch die Gegend. Und würde es wieder tun. Bald, wenn ich nicht …
Ich musste mich setzen.
Ich schlich mich wie eine Wolldecke zu meinem Tisch. Lautlos.

Das klappte gar nicht schlecht. Ich erreichte meinen Platz. Die Haltung, die ich sofort einnahm, kam mir ziemlich gut vor. Einfach gerade und aufrecht, sozusagen. Und so wollte ich für den Rest der Stunde sitzen bleiben. Unbeweglich. Bis ich fast unsichtbar geworden wäre.
Aber schon bald brannte es in meiner einen Wade und meine eine Schulter verspannte sich. Und dann juckte es auch noch, am Knöchel. Im Nacken. In der Nase. Die ganze Zeit kamen neue Stellen dazu, die verbreiteten sich einfach so. Bis es mich überall juckte.
Plötzlich musste ich husten. Ich huste sonst nie, aber ich hatte etwas im Hals. Wie ein kleiner Fussel, der immer weiter nach oben wandert und wächst und wächst, bis ich eben husten musste. Und trotzdem verschwand er nicht. Ich versuchte, mit Schlucken dagegen anzugehen. Mein Adamsapfel wogte in meinem Hals auf und ab, aber der Fussel wogte einfach mit.
Mein Plan, nicht mehr zu sehen zu sein, geriet mehr und mehr ins Wanken und ging schließlich vollends unter.
Ich war mir in meinem ganzen Leben noch nicht so sichtbar vorgekommen.
Ich konnte es nicht mehr verhindern, dass Eva mich und vermutlich nur mich bemerkte. Wo ich doch eine richtig nervige kleine Person war, die dauernd mit irgendeinem Körperteil zuckte, ununterbrochen hustete und schluckte und sich kratzte und die sie mit großem Vergnügen umbringen würde. Dann hieße es Lebewohl und das wär's, was meine blonden Flaumhaare anging, die sich mitten auf meinem Hinterkopf zu einem wilden Wirbel zwirbelten. Darunter kam mein dünner, knochiger Nacken. Es wäre garantiert kein Problem, den ein-

fach zu brechen, wenn jemand dazu Lust hätte. An dem Rest von mir, der sichtbar war, hing ein etwas zu großer Pullover, den Oskar absolut nicht anziehen wollte.
Ich fand ihn ja auch scheußlich, aber ich konnte genauso gut in diesem Pullover sterben wie in allem anderen. War jedenfalls egal, ob der mit Blut bespritzt würde. Dann könnten sie mich ja umziehen, ehe ich in den Sarg gelegt würde. Sie könnten mir vielleicht das weiße Hemd anziehen. Das hatte übrigens ebenfalls Oskar gehört, vielleicht würden sie ein neues für mich springen lassen, damit ich immerhin in etwas begraben werden würde, das nur mir gehörte.
Die Stunde zog sich hin, und als die Pause näher rückte und ich noch immer unversehrt war, begann ich mich zu fragen, ob es möglich wäre, auch die Pause lebend zu überstehen. Ich könnte zum Beispiel beim Klingeln sofort aufspringen, die Beine in die Hand nehmen und aufs Klo rennen.
Auf dem Jungenklo müsste ich doch einigermaßen in Sicherheit sein.
Da würde Monster-Eva sich ja wohl kaum hinwagen.
Ich wagte mich ja selbst fast nicht dorthin, denn es war ein Ort, wo dir unversehens Wasser in den Pullover gegossen werden kann. Oder irgendwer versucht, dich zum Seifeessen zu zwingen. Das hatte ich jedenfalls gehört, und seitdem machte ich lieber einen großen Bogen um das Klo. Aber wenn du dem Tod ins Auge geblickt hast, dann ziehst du die Seife doch vor.
Das Klo war der klügste Plan, der mir einfiel.
Nur, wie sollte ich dann zur nächsten Stunde kommen?
Sollte ich warten, bis der Schulhof sich leerte, um mich als Letzter in die Klasse zu schleichen?

Oder sollte ich mir jemanden ausgucken, neben dem ich gehen konnte, damit es aussah, als ob ich zu einer Clique gehörte? Egal, was für ein Riesenmonster Eva auch war, sie würde es sich schon noch einmal überlegen, ehe sie mich dann angriff. Das gehört zu den ersten Dingen, die du auf der Schule lernst: Du pöbelst niemanden an, der Freunde hat und zu einer Clique gehört. Und danach lernst du jedenfalls, dass du unbedingt aussehen musst, als ob du zu einer Clique gehörst, gerade, wenn du das nicht tust. Nur wenn du es übertreibst, fällst du auf. Du musst es so machen, dass die, die du als deine Freunde ausgibst, nicht merken, dass du das tust. Denn wenn sie es merken, sind sie überhaupt nicht begeistert, und dann reagieren sie möglicherweise. Wenn einer von ihnen stark ist oder wenn zwei zusammen stark sind, kannst du sicher sein, dass sie reagieren werden.

Obwohl ich darauf vorbereitet war, bekam ich eine Art Schock im ganzen Körper, als es am Ende der Stunde klingelte. Und dann waren meine Beine gelähmt.

Ich hatte vielleicht einen kühnen Plan gehabt, den endlosen Flur im Affenzahn und mit furchtlosen Sprüngen zu durchqueren, aber ich hatte genau genommen in meinem ganzen Leben noch keinen furchtlosen Sprung gemacht. Nicht einmal die Todesangst konnte meinen Körper dazu zwingen.

Oskar hatte recht, wenn er sagte, meine Muskeln wären von mieser Qualität, falls sie überhaupt vorhanden wären. Wieso nicht gleich aufgeben und mein Schicksal abwarten, so wie sonst?

Ich bemerkte ein kleines Kreuz, das in meinen Tisch eingeritzt war, löste es vom Rest der Welt und ließ mich mit den Augen hineinversinken. Komisch, dachte ich. Mir war dieses Kreuz noch nie aufgefallen. Nicht nur, dass ich es zum ersten Mal sah, ich sah auch, was daraus werden könnte: ein brauchbarer Stern immerhin. Ich schob die Hand in mein Federmäppchen und griff nach meinem Zirkel, um weiter an dem Kreuz herumzuritzen.

Der Zirkel!

»Junger Mann«, hörte ich aus weiter Ferne, aber mir war das gerade egal, denn der Zirkel war doch eigentlich eine hervorragende Waffe! Das Kreuz war keine normale Schmiererei, die irgendein Typ vor mir hier angebracht hatte. Es war ein geheimes Zeichen. Deshalb hatte ich es vorher nie gesehen. Es war plötzlich auf magische Weise auf meinem Tisch erschienen. Ich hatte ganz unerwartet und auf unerklärliche Weise Hilfe und eine Waffe bekommen, mit der ich mich verteidigen konnte. Einen Zirkel aus funkelndem blanken Solinger Stahl. Dem besten.

»Junger Mann?«, sagte der Lehrer noch einmal und um einiges lauter. »Was ist heute mit dir los? Jetzt ist Pause, alle anderen sind schon draußen.«

Ich schaute von dem magischen Kreuz auf, das Klassenzimmer sah wirklich sehr leer aus.

Aber …

Ich drehte mich um, in etwa so, wie Piter aus dem Fernsehkrimi das getan hätte. Vorsichtig, ohne abrupte Bewegungen.

Leer. Niemand. Auch das Monster war nicht da, sie war schließlich clever. Sie hatte meine Unaufmerksamkeit ausgenutzt und sich vorbeigeschlichen. Und jetzt stand sie irgendwo draußen im Flur und lächelte gemein, bereit zu einem Überraschungsangriff.

»Mach, dass du an die frische Luft kommst!«
Da stand also mein Lehrer und faselte von Luft. Der hatte doch keine Ahnung, dass ich den Schulhof vermutlich niemals erreichen würde und meinen letzten Atemzug an der frischen Luft bereits hinter mir hatte. Eigentlich hätte ich es offen sagen sollen: Ich werde von einem Monster verfolgt, und wenn nicht bald jemand eingreift, werde ich nicht mehr verfolgt. Weil es nämlich nichts bringt, einen Toten zu verfolgen.
Aber dann fiel mir der Zirkel ein. Das geheime Zeichen. Er lag in meiner Hand und funkelte. Ich wurde ganz ruhig, stand auf und lächelte den Lehrer an, der nicht zurücklächelte, weil er lieber schon längst im Lehrerzimmer gewesen wäre. Ich ging an ihm vorbei.
Da rief er plötzlich meinen Namen, so streng, dass jeder ganz automatisch stehen geblieben wäre.
»Ja?«
»Der Zirkel?«, sagte er.
»Ja?«
»Niemand darf einen Zirkel mit in die Pause hinausnehmen. Es könnte sich jemand daran verletzen.«

Der Zirkel lag im Federmäppchen und ich ging ohne irgendeinen Schutz über den endlosen Flur, denn so sind die Naturgesetze. Grausam. Vor der Tür zum Treppenhaus blieb ich stehen, presste mein Gesicht gegen das Buckelglas, in dem gefängnisartige Stahldrähte kreuz und quer verliefen, und versuchte hindurchzusehen.
Bestimmt hatte sie sich dahinter aufgestellt. Irgendwo auf der Treppe. Die war ausreichend dunkel und düster und oft, sehr

oft, waren die Glühbirnen durchgebrannt. Es gab jede Menge Stellen, wo man sich im Schatten verstecken konnte, um sich dann über unschuldige Leute herzumachen. Ich riss mich wahnsinnig zusammen und öffnete die Tür zwischen Flur und Treppenhaus und ging hinaus auf den bedrohlich wankenden Treppenabsatz. Nach oben und nach unten führten ausgetretene Treppenstufen in den schwarzen Schlund.

Ich trat über die Schwelle und ließ die Tür hinter mir zufallen.

Es war still wie im Grab.

WIE IN MEINEM EIGENEN GRAB.

Abgesehen von dem schrecklichen Lärm, den ich plötzlich aus meinem Körper vernahm. Es dröhnte und hämmerte überall in mir. Ich stand ganz still, aber dennoch – es war der Atem. Der lebenswichtige Atem. Was der für einen Krach schlug! Ich hielt ihn an, aber am Ende musste ich weiteratmen, und da wurde er noch tausendmal lauter als sonst. Und erst mein Magen, was für ein Lärm! Er schrie, und wenn Eva irgendwo in der Nähe war, musste sie mich einfach hören. Ich musste zusehen, dass ich hier wegkam, und zwar schnell.

Aber was war das? Meine Schuhe? Was hatten die im Laden mit meinen Turnschuhen angestellt, ehe sie sie mir verkauft hatten? Sie knirschten wie Türen in Vampirfilmen. Ich wollte sie ausziehen, aber noch bevor ich mich gebückt hatte, jagte ich auch schon die Treppe hinunter. Und wenn du erst losgerannt bist, ist es zu spät. Dann hast du nur noch eine Chance: weiterzurennen, so schnell du kannst.

Wenn Eva auf der Treppe oder an anderen dunklen Stellen im Schulgebäude auf mich gewartet hätte, wäre ich zu schnell für sie gewesen. Ich überquerte den Schulhof sozusagen in einem starken inneren Sturm. Wenn ich den vagen Plan gehabt hatte, mich auf dem Jungenklo zu verstecken, dann war er jetzt vergessen. Das Jungenklo lag nämlich auf dem anderen Schulhof. Dem unteren. Und ich kam auf dem oberen aus dem Haus. Ich sank an der Wand ganz hinten im Fahrradschuppen und hinter den Fahrrädern in mich zusammen.

Durch Speichen und Naben und Pedale schaute ich hinaus.

Der Schulhof sah fast verdächtig alltäglich aus. Die anderen liefen herum, sie sprangen ein bisschen oder sie standen in kleinen Gruppen beisammen und juxten und kicherten miteinander. Der graue Asphalt mit dem hohen Drahtzaun sah aus wie eine Art Kessel, in dem jemand, der viel größer war als die Menschen, ein göttlicher Küchenchef, von hoch oben mit einem Holzlöffel herumrührte. Die Leute stießen einander an und glitten wieder auseinander wie Erbsen in einer Suppe. Nur ich war ziemlich allein, könnte man sagen, ganz am Rand. Hinter den Fahrrädern. Außerhalb des Suppentopfes. Ich war keiner, der mit den anderen zusammen umgerührt wurde. Und Monster-Eva offenbar auch nicht, denn sie war ganz einfach nirgendwo zu sehen.

Als es klingelte, wagte ich, mich mit einigen von den stillen Mädchen aus meiner Klasse ins Haus zu schleichen. Stille Mädchen jagen dich nicht weg. Sie jagen allerdings auch keinen anderen weg, es ist also nicht gerade sicher bei ihnen. Aber das Sicherste, was ich finden konnte.

Ich war ziemlich verwirrt. Monster-Eva saß noch genauso da wie in der ersten Stunde, als ich hereingekommen war. Ruhig, ganz allein. Sie las.

Wie hatte sie zum Ersten unbemerkt von mir aus der Klasse gehen können und wie war es zum Zweiten möglich, dass sie vor Anfang der Stunde schon wieder an ihrem Tisch saß?
War sie ein Phantom?
War sie das, was ich mir mehr als alles andere wünschte?
Eine, die selbst entscheiden konnte, ob sie sichtbar war oder nicht?
Das hätte mich nicht weiter überrascht.
Wenn jemand eine besondere Eigenschaft hat, dann oft auch noch eine oder zwei andere. Oder gar drei.
Naturgesetz: Wer hat, bekommt noch mehr dazu.

Ich zählte Sekunden, zählte sie zu Minuten zusammen, dann wurden sie zu einer Viertelstunde und ich wusste nicht, ob ich wollte, dass die Zeit schnell oder langsam verging. Beides war auf seine Weise scheußlich. Langsam bedeutete langsame Folter, was sonst. Schnell bedeutete schneller Tod.
Ich fing mit einem Countdown an, dreißig, neunundzwanzig, achtundzwanzig, aber da – unmittelbar bevor es am Ende der Stunde klingelte, wurde ich von unserer kleinen dicken Rektorin gerettet. Sie schaute ins Klassenzimmer und lächelte wohlwollend in meine Richtung, doch sie meinte nicht mich.
»Kommst du mit, Eva?«, fragte sie freundlich das Monster hinter mir.
Eva stand auf und ging an mir vorbei, so dicht, dass ich merkte, wonach sie roch. Nach Erdbeeren oder so. Mädchenradiergummi.
Es war eine schöne Pause. Ich saß in der Nähe von Jungen aus der Sechsten, die Karten spielten. Es sah vielleicht so aus, als

ob ich mitspielte. Ich ging auch mit ihnen ins Haus, obwohl ich die endlosen Flure und die Treppen derzeit für sicheres Gelände hielt.
Wenn du von der Rektorin geholt wirst, dauert das erfahrungsgemäß seine Zeit.

Wieder wurde ich überrascht. Abermals saß Eva auf ihrem Platz und las, als wir hereinkamen.
Wie konnte das möglich sein?
Das fragten sich jetzt auch zwei andere Mädchen. Sie gingen zu ihr und eine warf wie aus Versehen Evas Federmäppchen auf den Boden.
»Ist dir nicht gut oder was?«, fragte die hinter der Mäppchenwerferin.
Eva gab keine Antwort, sie bückte sich nur und sammelte Bleistifte und Kugelschreiber auf.
»Kannst du kein Tageslicht vertragen?«, fragte eine andere.
»Bist du taub?«, fragte die, die das Federmäppchen heruntergeworfen hatte, und hob vor Evas Nase einen Radiergummi hoch. Er war rot und herzförmig. Und er hatte nach Mädchen gerochen. Erdbeermädchen. Sie hielt ihn Eva hin, aber als Eva ihn nehmen wollte, steckte die andere ihn in die Tasche und lächelte fies.
»Seid ihr so weit?«, fragte der Lehrer.
»Sicher«, sagten die Mädchen und bewegten sich kichernd zu ihren eigenen Tischen zurück.
Ich kam mir im Vergleich zu ihnen ziemlich nett vor.
Immerhin hatte ich Eva noch nie bestohlen. Ich hatte ihr auch nie irgendwelche Gemeinheiten gesagt. Nicht direkt. Man

könnte natürlich behaupten, das sei wegen meiner Stimme, wo die doch nicht gerade laut ist, aber das wusste Eva ja nicht.
Es war nicht leicht zu entscheiden, ob ich etwas gesagt hätte, wenn ich eine ganz normale Stimme hätte.
Ich halte es nicht für ganz ausgeschlossen, dass ich mich vielleicht versucht gefühlt hätte, etwas zu sagen, wenn mir etwas eingefallen wäre, das die anderen witzig oder stark finden könnten.
Doch, ich hätte mich sicher versucht gefühlt.
Ich kam mir plötzlich nicht mehr ganz so nett vor.

Eva war in keiner einzigen Pause draußen gewesen, und deshalb hatte ich nicht mehr solche Angst, als wir gegessen hatten und die große Pause kam. Ich ging davon aus, dass sie irgendeine Sondervereinbarung mit der Schule oder der Rektorin hatte. Sie wollten sie sicher von uns anderen Kindern isolieren, damit sie uns nichts antun könnte. Vielleicht hatten sie Eva ja durchschaut.

Ich knüllte mein Butterbrotpapier zusammen, erhob mich und wollte gerade gehen, als ich es bemerkte.

Eva stand ebenfalls auf. Gleichzeitig mit mir.

Ich war furchtbar erschrocken, aber ich konnte mich doch nicht wieder hinsetzen. Ich meine, alle Zeichen sprachen dafür, dass ich hinausgehen wollte. Dann ist es nur verdächtig, sich wieder zu setzen. Ich musste weitermachen.

Ich erstarrte. Stocksteif stand ich da.

Das tat Eva auch. Aber wieder war sie clever.

Sie wusste sicher immer, was sie zu tun hatte, um keinen Verdacht zu erregen. Sie tat so, als müsste sie etwas in ihrer Schultasche suchen.

Nun stand das Mädchen auf, das Evas Radierherz in der Tasche hatte. Daraufhin standen auch ihre Kicherfreundinnen auf. Sie waren immer gleichzeitig mit Essen fertig.

Das war meine Chance. Ich machte einen Sprung nach vorn und versuchte, mich zwischen sie zu drängen, aber das gelang mir nicht. Sie kniffen mir in den Oberschenkel, zweimal, und danach fing ich mir eine Ohrfeige ein.
Auch die meisten Mädchen sind stärker als ich, also konnte ich nur einstecken.
Schließlich beruhigten sie sich ein bisschen und es gelang mir, mich ziemlich dicht an ihre Hacken zu heften.
Eva kam nicht hinterher.
Sie musste einfach hinnehmen, dass ich ihr ein weiteres Mal entkommen war.
In einem Abfalleimer fand ich ein vollkommen aufgeweichtes Comicheft, das sich schon in seine Bestandteile auflöste. Aber ich wollte ja auch nicht lesen. Ich wollte nur so aussehen.
Ich setzte mich an die Stelle auf der Mauer zwischen dem oberen und dem unteren Schulhof, von der aus man alle Türen in der Schule im Auge behalten kann. Wenn Eva plötzlich beschlossen hätte, in dieser Pause doch auf den Hof zu gehen, würde sie mich jedenfalls nicht überraschen können.
Dann hörte ich einen entsetzlichen Schrei.
Ich hob vorsichtig den Kopf aus der Vertiefung zwischen meinen Schultern und taxierte Piter-Church-mäßig die Richtung, aus der er gekommen war.
Die Radiergummidiebinnen und Co. hatten sich um etwas versammelt, das nichts anderes sein konnte als …
Sie war es wirklich!
Eva war auf dem Schulhof!
Sie war ein Phantom.

Wie hatte sie sonst herkommen können? Wenn sie kein echtes Phantom war?
Das war unmöglich. Wo ich doch genau aufgepasst hatte!
Immer mehr Leute kamen dazu, der Kreis um sie wurde immer dichter und größer, und sie lachten auf diese fiese Art. Dann machte irgendwer eine richtige Scheißbemerkung, denn wieder stieß Eva so einen schrecklichen Schrei aus.
Ich rutschte von der Mauer.
Ich schlich mich an einem Lehrer vorbei in den Flur.
Auf dem Weg zur Klasse fuhr ich mit zwei Fingern an der Mauer entlang. Hart. Das tat weh, aber das machte nichts, denn irgendwie hatte ich das Gefühl, es zu verdienen, wenn ich an Eva da draußen dachte, zwischen den Radiergummidiebinnen und Kalle und Tick und allen. Sogar Monster haben schließlich Gefühle. So hörte es sich jedenfalls an, so, wie sie schrie.
Eva kam an diesem Tag nicht mehr zurück. Die Rektorin holte ihre Tasche. Ehe sie wieder ging, blieb sie eine Weile stehen und musterte uns mit sehr traurigen Augen. Sie sah aus, als ob sie gern sehr viel gesagt hätte, aber sie sagte nichts.
Und wir sagten ebenfalls nichts.
Auch für den Rest der Stunde nicht.

Nach der letzten Stunde lungerte Oskar mit seinem Moped vor dem Schultor herum. Mutter hatte ihn geschickt.
»Die rafft doch nix«, sagte er. »Sie glaubt, dass es meine Schuld ist, dass du ausgezogen bist, und jetzt macht sie ein Riesentheater. Also wenn du bitte wieder nach Hause kommen könntest.«

»Nein«, sagte ich.
»Aber wieso nicht?«
»Einfach nein.«
»Bitte!«
Ich schüttelte den Kopf, das konnte er vergessen.
Oskar spielte jetzt wirklich den Lammfrommen und bettelte und flehte, aber ich konnte nur sagen, dass das unmöglich war. Leider. Nie im Leben. Am Ende fuhr er mich sogar zu unserem Vater und lockte mit allerlei Sachen, die ich haben könnte, wenn ich nur mit nach Hause käme.
Einiges davon hätte ich tatsächlich gern gehabt, aber ich hatte keine Wahl. Es war mir nicht möglich, wieder nach Hause zu ziehen, aus Gründen, über die ich mit niemandem sprechen konnte. Dass Oskar deshalb Ärger kriegte, fand ich im Grunde nur gut. Das geschah ihm recht.
»Und morgen?«, fragte er kläglich, als er mich vor Papas Haus absteigen ließ.
»Mal sehen«, sagte ich. »Wenn du mich morgen wieder abholst, dann vielleicht.«
Ich hatte mich schon lange nicht mehr so olympisch gefühlt wie an diesem Tag, als ich auf der Treppe zu Papas Wohnung immer zwei Stufen auf einmal nahm. Ich hatte nicht nur überlebt, ich war noch dazu von Oskar auf ziemlich königliche Weise nach Hause gefahren worden. Ich war der Überlegene gewesen. Ich hoffte, dass jemand das gesehen hatte.
Mit einer Ausnahme.

Das olympische Gefühl verflog sehr schnell, das muss ich sagen. Genauer gesagt in dem Moment, als ich zur Tür hineinging. Denn da stand nicht nur mein Alter, auch Ingrid war da. Sie hatten sich freigenommen, damit wir es uns den Rest des Tages zusammen gemütlich machen konnten.

Ich hatte eher gehofft, ein paar Stunden für mich zu haben, um alle Fernsehsender zu testen, die es in Papas Wohnanlage gab, ohne dass er mich kontrollierte. Das hätte ich gemütlich gefunden, aber auf dem Programm, das Ingrid sich für uns ausgedacht hatte, stand Fernsehen leider nicht.

»Jetzt kochen wir drei uns etwas Leckeres«, sagte sie und lächelte aufs Schärfste.

Sie hatte wirklich Zähne, aber die waren ziemlich kurz und schauten irgendwie nach innen. Sie sahen überhaupt nicht aus wie die Zähne einer Geliebten.

»Wir haben schon eingekauft«, sagte mein Alter.

»Indisch«, verkündete Ingrid, als ob ich mir das seit meiner Geburt gewünscht hätte, und nun wäre es endlich so weit.

»Indisch?«, fragte ich.

»Indisch«, sagte mein Vater.

Ich seufzte so genervt, dass mein Alter kapierte. Er fing an, mit den Fingern zu schnippen, um die Stimmung aufzulockern. Die

war nicht gerade super und es half auch nichts, dass Ingrid mich an den Ohrläppchen zog und »niedlich« fand.
Leute, die man nicht kennt, zieht man nicht einfach an den Ohrläppchen.
Was wäre, wenn das plötzlich alle machten?
Als sie sich dann auch noch meinen Haaren nähern wollte, schlug ich nach ihr.
»Ganz unglaublich reizend«, schleimte sie bei meinem Vater, und wenn ich oder er etwas sagten, lachte sie jedes Mal. Ingrid war unnatürlich positiv eingestellt.
Sie war richtig falsch und mein Vater, der Arme, merkte nichts.
Dieses Essen war von Anfang an ein Misserfolg, aber das hätte er sicher genauso wenig bemerkt, wenn es anders geschmeckt hätte. Ich war nämlich nicht der Einzige, der noch nie indisch gegessen hatte. Mein Alter hatte auch keine Ahnung von indischer Küche, selbst wenn er gern den Erfahrenen spielte.
Als wir am Tisch mit den Kerzen saßen, die von Weihnachten übrig geblieben waren, sollte ich zuerst probieren.
»Probier doch mal, mein Junge«, sagte mein Alter.
Tief unten in einer dunkelroten Soße lag ein wenig Fleisch, das ich herausfischen und in den Mund stecken sollte. Während sie zusahen.
»Ich bin ja so gespannt«, sagte Ingrid zu mir. »Er wird begeistert sein«, sagte sie zu meinem Vater.
»Ja«, antwortete der stolz. »Er hat einen ziemlich erwachsenen Geschmack.«
Hallo? Erwachsener Geschmack? Na, und wie. Ich hatte in meinem Leben noch keinen erwachsenen Geschmack gehabt.

Ich aß gern Döner und Würstchen und Hamburger und so was, und wenn er schon unbedingt irgendwen loben wollte, dann sollte er sich selbst loben und nicht mich.
»Nimm doch auch ein Stück«, flüsterte Ingrid.
»Ja«, flötete mein Alter.
Dann nickten sie viele Male und genau im selben Rhythmus. Hätten sich beim Synchronschwimmen gut gemacht, die beiden, bei so viel Übereinstimmung.
»Nimm ruhig ein bisschen mehr«, sagten sie – meine Güte, auch das im Chor! Sie schienen das dermaßen witzig zu finden, dass sie sich angrinsten wie die kleinen Kinder.
Ich musste wohl tun, was sie wollten, damit dieses peinlichste aller Abendessen nicht ewig dauerte.
Ich steckte ein Stück Fleisch in den Mund.
Ich spuckte es aus.
Das hatte ich nicht gewollt.
Ich musste es aber.
Indisches Essen war ungenießbar. Ich meine, Essen soll doch der Ernährung dienen und keinen Schock hervorrufen. Ich wäre innerlich fast verbrannt. Ich warf meinen Stuhl um und machte mich über den Wasserhahn her. Obwohl ich Unmengen Wasser trank, brannte es in meinem ganzen Hals und bis tief ins Gedärm.
»Das da ess ich nicht«, erklärte ich.
Ingrid schmollte und schaute zu meinem Alten hinüber, um sich Hilfe und Unterstützung zu holen. Eigentlich hätte ich ja in diesem Moment ein wenig Unterstützung von ihm brauchen können, aber sie drängte sich in der Warteschlange einfach vor. Sie war nicht nur falsch. Sie war auch gerissen.

»Lass ihm ein wenig Zeit«, sagte mein Vater, und dann wollte er uns zeigen, wie man mit gutem Appetit indisch isst.
Er griff zur Gabel und machte sich tapfer über die grauenhafte Mahlzeit her, die in ätzender Soße auf seinem Teller herumschwappte. Er riss den Mund ganz weit auf und schob die Gabel hinein, aber es machte ihm nicht gerade wenig Probleme, den Mund anschließend wieder zuzumachen.
Es war viel mehr.
Es war ziemlich leicht zu sehen, dass es nicht ganz so schmeckte, wie er erwartet hatte. In seinem Mund schob er Reis und Fleisch auf und ab und hin und her, arbeitete wie besessen mit der Zunge, wie man das eben macht, wenn das Essen zu heiß ist. Aber es half nichts, egal, wie sehr er dadrinnen auch umräumte, denn es hatte nichts mit der Temperatur zu tun. Am Ende schluckte er den ganzen Mist auf einmal hinunter.
»Na, was sagst du?«, fragte Ingrid.
»O ja«, sagte er. »O ja. Absolut. Absolut.«
Er nahm sich noch eine Gabel voll.
»Absolut«, wiederholte er und machte noch einmal diese Zungenübung. Im Mund immer hin und her. Hoch und runter und hin und her.
Beim dritten Bissen überlegte er sich die Sache schon etwas länger. Den schob er einfach auf seinem Teller herum, während Ingrid ohne jedes Gespür über die vielen indischen Rezepte plapperte, die sie kochen konnte.
Am Ende musste mein Alter ihr ins Wort fallen und es ganz offen sagen:
»Ich finde das Essen ja wirklich … interessant«, sagte er.

»Wirklich interessant, Ingrid, aber es tut mir leid, ausgerechnet das hier kann ich wohl nicht essen.«

»Genau! Wenn meine Mutter so was verbrochen hätte, dann hätten wir sofort eine Pizza kommen lassen oder wären zum Imbiss gegangen«, sagte ich.

»Ach?«, fragte Ingrid.

Mein Alter nickte.

Nun wurde Ingrid so still, dass die Stille sich im Raum ausbreitete und auf uns alle legte. Mein Alter runzelte vor Besorgnis tief die Stirn, aber plötzlich fing er an, wieder optimistisch mit den Fingern zu schnippen.

»Dann weiß ich, was wir machen«, sagte er. »Adam geht schnell ein Eis kaufen.«

»Das haben wir auch verdient, finde ich, nach der ganzen Tortur, die wir der da verdanken«, sagte ich.

»Hörst du?«, blaffte Ingrid meinen Alten an, als ich meinen Satz noch nicht mal beendet hatte. »Er kann mich nicht leiden.«

»Reg dich nicht auf«, sagte mein Vater. »Er kennt dich einfach noch nicht richtig.«

»Adam gibt sich alle Mühe, uns die Stimmung zu verderben«, sagte sie daraufhin und ihre Augen liefen fast über.

Ich wurde noch saurer. Du siehst einfach nicht aus, als ob du gleich losheulen würdest. Und dann beschuldigst du andere, sie ruinierten die Stimmung.

Es war doch nicht meine Schuld, dass die Stimmung mies war.

Als ich zum Kiosk kam, roch ich das, was ich jetzt wirklich gebraucht hätte. Würstchen. Die Würstchen wälzten sich verlockend auf dem Grill. Sie glänzten und rieben sich aneinander. Senf und Ketchup, flüsterten sie. Senf und Ketchup. Man konnte geradezu hören, wie sehr sie sich nach Beilagen sehnten. Senf, Ketchup und Krabbensalat. Rohe Zwiebeln. Gebratene Zwiebeln. Gurke.

Aber die Würstchen konnten mich verlocken, so viel sie wollten; als ich das Eis bezahlt hatte, hatte ich kein Geld mehr. Mir lief das Wasser im Munde zusammen, doch ich konnte nur schlucken und die Zähne zusammenbeißen.

Ich ließ die zwei traurigen Kronen, die ich noch hatte, in meine Tasche gleiten, das Eis wurde in eine Plastiktüte gepackt. Gerade wollte ich gehen, als jemand hereinkam. Es ist ja nicht ungewöhnlich, dass Leute einen Kiosk betreten, deshalb dachte ich nicht weiter darüber nach, ehe ich mich umdrehte. Es war Eva.

Das Monster stand zwischen mir und der Tür. Sie hatte die Tür hinter sich geschlossen, lehnte sich daran und starrte mich an.

Wenn die Kioskbesitzerin nicht zugeschaut hätte, wäre ich im Handumdrehen fix, fertig und mausetot gewesen. Todsicher.

Ich hoffte, dass die Besitzerin uns nie wieder aus den Augen lassen würde. Nie und nimmer!
Beziehungsweise hoffte ich, dass sie von selbst begriff und Eva zum Tresen ziehen und sie dort festbinden oder vielleicht in die Tiefkühltruhe stecken und sich auf den Deckel setzen würde.
Konnte ich sie wohl darum bitten? Das Mordmonster von der Tür zu entfernen und festzuhalten?
Würde meine Stimme so laut und deutlich sein, dass sie mich verstand?
Kaum.
Ich drehte mich jedenfalls um und sah sie so flehentlich an, wie ich nur konnte. Aber die Frau hinter dem Tresen kapierte nicht, in welcher Falle ich steckte. Sie stand nur da und lächelte wie blöd. Und sie hatte wirklich Zähne. Lange gelbe Hexenzähne. Sie lächelte immer krankhafter und beugte sich immer weiter über den Tresen vor.
»Kennt ihr euch?«, fragte sie in dem Moment, als es aussah, als ob sie gleich umkippen würde. Und dann redete sie weiter und behauptete, wir beiden könnten doch sicher richtig gute Freunde werden.
»Vielleicht ein Liebespaar«, kicherte sie und fuhr mit der Zungenspitze über ihr fast gelbes Gebiss.
Von ihr konnte ich also keine Hilfe erwarten. Sie musste verrückt sein.
»Was meinst du, Eva?«, fragte sie.
O, Shit!
Die Kioskfrau kannte Eva von früher. Was, wenn sie in Evas Liga spielte und ebenfalls mordete?

Ich wäre fast in Ohnmacht gefallen, aber da kam mir auf irgendeine Weise Piter aus dem Fernsehkrimi zu Hilfe. Er hätte das hier geschafft. Er hätte sich jedenfalls nicht kampflos ergeben.
Ich machte einen vorsichtigen Schritt zur Tür. Und dann noch einen.
Das Seltsame war, dass Eva aus irgendeinem Grund immer weiter davon zurückwich.
Wenn ich einen Schritt auf die Tür zu machte, machte sie einen Schritt davon weg.
Dabei ließ sie mich nicht eine Sekunde aus den Augen. Das grelle weiße Licht einer Lampe, die unter der Decke baumelte, ließ ihre Brille funkeln und ihre Riesenaugen aufleuchten wie ein Reklameschild spätnachts.
Ich sprang vor, drückte die Schulter gegen die Tür, nahm die Treppe in einem Sprung und war verschwunden.
Sie aber nicht.
Ich traute meinen Ohren kaum.
»Adam«, hörte ich es hinter mir.
Sie hatte die Verfolgung aufgenommen.
»Adam!«
Eva musste das schon lange vorgehabt haben. Früher oder später kommt er zum Kiosk, hatte sie gedacht, und ich war ihr voll in die Falle getappt.
Ich rannte um mein Leben, aber das merkte ich kaum. Was zum Henker hilft es, einen Kopf für Zahlen zu haben, wenn du keine Beine zum Laufen hast? Die brauchst du doch im Leben. Gesunde, kräftige Beine. Auf alles andere kannst du verzichten.

»Adam«, schrie sie wieder und wieder, nicht weit hinter mir.
Ich war in meinem ganzen Leben noch nicht so schnell gerannt, aber es war nicht schnell genug.
Am Ende hörte ich nicht nur an ihren Rufen, dass sie mich fast eingeholt hatte, ich hörte auch ihren Atem. Gleich hinter mir.
Und dann war Schluss.
Danke für alles, konnte ich gerade noch denken, ehe Monster-Eva meinen einen Arm packte und festhielt. Ich versuchte, ihn loszureißen, aber sie war zu stark, vielleicht hatte sie noch dazu in ihren Händen blutegelartige Saugnäpfe.
Da nahm ich die Plastiktüte mit dem Eis und schlug zu. Ich wollte einfach nicht kampflos sterben. Ich schlug einige Male zu, ohne sehen zu können, ob ihr das etwas ausmachte. Vielleicht stimmte es ja wirklich. Sie war kein echter Mensch. Und auch kein Phantom. Vielleicht war sie ein Klon, der keinen Schmerz empfand.
Plötzlich ließ sie meinen Arm los und ich nutzte die Gelegenheit. Ich rannte wieder los, kam aber nicht weit. Sie hatte nämlich das Eis erwischt. Sie verbiss sich in das Ende der Plastiktüte, in dem das Eis lag, wie ein Köter in einen Fleischknochen. Und es war klar, dass sie nicht vorhatte, loszulassen.
Deshalb ließ ich los.
Das war das Einzige, was mir einfiel, und es war nicht so dumm, denn sie knallte voll auf den Boden und traf mit einem lauten Schlag auf dem Asphalt auf.
Die Bestandteile ihrer Brille flogen in alle Richtungen davon.
Jetzt hast du was zu tun, du miese Kuh, dachte ich und kam

mir ganz schön clever vor, auch wenn ich das alles nicht so geplant hatte.
Egal, Eva war ausgeschaltet.
Lebt wohl, ihr Monster. Adieu, Mörder. Adam der Dritte in der Fünften hatte Eva aus der B und jetzt aus der C voll auf die Matte geworfen.

Es war nicht so leicht zu erklären, was mit dem Eis passiert war. Statt zu sagen, dass ich es im Kampf gegen ein Monstermädchen aus meiner Klasse verloren hatte, hätte ich auch gleich bitten können, mir nicht zu glauben. Also sagte ich nur, dass ich getan hatte, was ich im Nachhinein betrachtet hätte tun sollen: Ich hätte mir statt Eis ein Würstchen mit Beilagen gekauft.

»Hast du das wirklich?«, fragte Papa traurig.

Und da sagte Ingrid, dass ich vielleicht niedlich aussähe, aber trotzdem ein richtiger kleiner Mistkerl wäre.

An diesem Abend ging ich ziemlich früh ins Bett.

Nach einer Weile fragte ich mich, ob ich schon am Verhungern wäre. Mein Gedärm schrie und ich fing an zu schrumpfen. Mein Magen stülpte sich nach innen um. Ich konnte es mit eigenen Augen sehen. Ein Wunder war das ja nicht: Mein Magen ist trotz allem an ein richtiges Abendessen gewöhnt. Ich hätte mir natürlich ein Brot schmieren können, aber ich hatte Angst, das könnte verdächtig wirken.

»Und was war mit der Wurst?«, würden sie dann vielleicht fragen. »Hast du nicht gerade erst eine Riesenwurst mit Beilagen gegessen?«

Was hätte ich darauf antworten sollen?

Ich lag im Bett und das Licht war ausgeschaltet.
Ich hatte mich damit abgefunden, dass ich ein wenig schrumpfen würde, aber ich konnte es nicht lassen, an allerlei andere Dinge zu denken, die in meinem Gehirn herumwirbelten.
Zum Beispiel:

1. Dass ich ein wirkliches Problem mit einem Mädchen in meinem Alter hatte, mit der sogenannten Monster-Eva. (Und dass sie die Kioskfrau kannte und mit ihr vermutlich unter einer Decke steckte.)
2. Dass ich vielleicht doch bei Mutter zu Hause besser dran wäre.
3. Dass ich davon ausging, dass sie (Mama) sich auch nach mir sehnte.
4. Dass ich vielleicht nie wieder nach Hause ziehen könnte.
5. Dass ich den Grund keinem Menschen nennen könnte (außer vielleicht einem Psychologen mit uneingeschränkter Schweigepflicht).
6. Dass mein Alter eine neue Freundin hatte. (Ingrid. Und das ist vielleicht ein noch scheußlicherer Name als Adam.)
7. Dass ich nicht hören konnte, worüber sie redeten, aber dass ich davon ausging, dass es um mich ging.

Ich bekam nämlich sehr wohl mit, dass sie im Wohnzimmer redeten, aber ich hörte nicht, worüber. Ich musste raten, und das kann ziemlich nervig sein.
Am Ende wurde mir klar, dass sie sich geeinigt hatten, Vaters Bettsofa zu einem Dreivierteldoppelbett auszuziehen, denn ich hörte, dass es knackte und ächzte, wahrscheinlich war es gar nicht für zwei Personen geeignet.

Und dann konnte ich nichts mehr hören.
Es wurde irgendwie ganz still.
Vermutlich, weil Ingrid verlangt hatte, dass sie sich die Decke über den Kopf zogen, damit ich auf keinen Fall mitbekam, welche Gemeinheiten sie über mich sagte.
Wenn ich das wirklich hören wollte, und das wollte ich ja, musste ich etwas unternehmen.
Ich schlich mich aus dem Bett und zu einem Schrank, der eigentlich ein winzig kleiner Gang zwischen Schlafzimmer und Wohnzimmer war. Er hatte Türen zu beiden Räumen, sodass man von beiden Seiten Dinge hineinschieben konnte, und das hatten wir auch gemacht. Immer, wenn wir bei meinem Alten aufräumten, wurde der Schrank voller und man musste ihn ganz vorsichtig aufmachen, damit nichts rausfiel.
Ich wollte auf die andere Seite von dem ganzen Kram und das Ohr an die Wohnzimmertür legen, aber das half nichts.
Ich hatte gar nicht mehr gewusst, dass es sooo voll war.
Doch dann überlegte ich, dass es jedenfalls nichts bringt, es nicht wenigstens zu versuchen.
Ich fing an zu klettern, und das klappte gut. Nichts fiel herunter und verriet, dass ungefähr dort, wo Ingrid und mein Alter sich gemeinerweise schlafend stellten, etwas Verdächtiges vor sich ging. Während sie die Unschuldsengel spielten, sozusagen.
Ohne eine einzige Katastrophe gelangte ich auf den Gipfel des Gerümpelhaufens und konnte mich an einem blauen Koffer festklammern. Und dann brauchte ich nur noch die richtige Stellung zu finden.
Da passierte es.

Ich streckte mein Ohr wohl ein wenig zu weit vor. Und da mein Ohr aus natürlichen Gründen an meinem schwersten Körperteil befestigt ist, meinem Kopf eben, geriet etwas aus dem Gleichgewicht: Der Koffer kippte und ich fiel in einen sozusagen nicht vorhandenen Spalt zwischen unserer Campingausrüstung und der Wohnzimmertür.
Und da lag ich.
Festgeklemmt.
Das Schöne war, dass mein Kopf dermaßen abgeknickt war, dass ich mit dem Ohr so dicht an der Tür lag, näher wäre es gar nicht möglich gewesen.
Das Traurige war: Ich hörte nichts.
Vielleicht hatte Ingrid meinen Alten schon auf ihre Seite geholt und jetzt waren sie einfach eingeschlafen.
Wenn das der Fall war, dann war das ganz schön blöd, denn ich wollte nicht eine ganze Nacht so eingeklemmt daliegen, ohne etwas davon zu haben.
Aber ich konnte mich ja schlecht verraten.
Es kam mir vor wie ein Naturgesetz. Du hast zwei Möglichkeiten, aber beide sind ausgeschlossen.
Ich fragte mich, was Piter in dieser Klemme wohl gemacht hätte. Er hätte vielleicht seine Kollegen angerufen, mit dem Handy. Oder seine Freunde.
Aber was hätte er getan, wenn er weder Handy noch Freunde gehabt hätte?
Dann wäre er nicht dort gelandet.
Das war nämlich der Unterschied zwischen mir und Piter.
Ich riss mich zusammen. Es war ja trotz allem nicht so, dass ich keine Luft mehr bekommen hätte.

Oder doch?
Plötzlich fand ich das Atmen ziemlich schwer, aber dann passierte etwas noch Schlimmeres, etwas, das mir klarmachte, dass es wohl besser wäre, überhaupt nicht mehr zu atmen.
Im Wohnzimmer bewegte sich etwas.
Es konnte keinen Zweifel geben. Ich hörte Knacken. Ich hörte Rascheln. Ich hörte Tuscheln. Dann stieg offenbar jemand aus dem Dreiviertelbett, denn ich hörte Schritte.
Anschließend war es wieder still. Unangenehm still.
Ehe es krachte.
Die Tür war aufgegangen und ich war hinausgefallen und vor Ingrid und meinem Alten auf den Boden geknallt.
Ich dachte, ich sollte besser still und mit geschlossenen Augen liegen bleiben, dann würden sie mich vielleicht für einen Schlafwandler halten.
»Da siehst du's«, sagte Ingrid.
»Hm«, machte mein Alter und hob mich hoch.
Ich fiel wie ein Kartenhaus in mich zusammen, aber als mein Alter mich noch einmal hochhob und sagte: »Schluss mit dem Unsinn«, wusste ich im tiefsten Herzen, dass er recht hatte.
Mein Alter war nicht schrecklich sauer. Er war nur ein wenig traurig, auf diese erwachsene Art. Er ging mit mir ins Schlafzimmer, setzte sich auf die Bettkante und sagte, er könne ja verstehen, dass alles ein bisschen schwierig für mich sei.
Er meinte das mit Ingrid.
Im Grunde war es prima, dass mein Alter sie ins Haus geschleppt hatte, denn er hatte deswegen ein schlechtes Gewissen. Und Erwachsene mit schlechtem Gewissen sind immer gleich ein wenig pflegeleichter.

»So schlimm ist das doch nicht, Papa«, sagte ich. »Denk zuerst an dich.«
Ich sah, dass sein schlechtes Gewissen noch ein bisschen größer wurde. Er schien vollkommen vergessen zu haben, dass alles damit angefangen hatte, dass ich spioniert hatte.
Als er aus dem Zimmer gegangen war und das Licht ausgeknipst hatte, hatte ich das Gefühl, dass ich etwas Schönes träumen würde, zum Beispiel von etwas Tollem, das ich bald tun würde, sodass mich alle bewunderten.

Im Traum hatte ich eine Lungenentzündung und wurde ins Krankenhaus gefahren, mit einem Taxi, das ununterbrochen hupte und bei Rot und in der falschen Richtung durch Einbahnstraßen fuhr, weil es so verdammt eilig war. Aber als ich aufwachte, war ich so schrecklich gesund wie eh und je.
Naturgesetz: Wenn endlich etwas stimmt, ist es nicht unbedingt richtig, denn es könnte zum Beispiel nur ein Traum gewesen sein.

Ich näherte mich der Schule gewissermaßen auf Stelzen unterm Teppich. Ich dachte an den Vortag und zerbrach mir den Kopf darüber, ob ich etwas anderes hätte tun können, als Monster-Eva mit dem Eis k. o. zu schlagen.
Oder ob sie etwas anderes hätte tun können, als es festzuhalten, denn dann hätte ich es nicht loslassen müssen.
Ich fand eigentlich nicht, dass ich eine Wahl gehabt hatte. Auch wenn sie vielleicht Grund hatte, sich an mir zu rächen, so musste sie doch verstehen, dass es für alle lebenden Wesen natürlich ist, sich so lange wie möglich zu wehren. Und dann kannst du am Ende den Asphalt knutschen, wenn du Pech hast.
Aber ausnahmsweise hatte ich ein wenig Glück gehabt, schien mir. Immerhin war es doch nicht unmöglich, dass Eva nicht in

die Schule kommen würde, weil sie sich eine schwere Gehirnerschütterung zugezogen hatte und jetzt wochenlang ganz still in einem verdunkelten Zimmer liegen musste.
Doch sehr wahrscheinlich auch nicht.
Nein, zumal ich nicht gerade ein geborener Glückspilz war. Sicher war sie jetzt in Spitzenform und nur noch versessener darauf, mich im Affenzahn fertigzumachen.
Ich beschloss, zu spät zu kommen, um nicht Gefahr zu laufen, plötzlich in einer abgelegenen Ecke des Schulhofs oder auf den endlos langen Gängen dem Monster von Angesicht zu Angesicht gegenüberzustehen. Ich beschloss zu warten, bis alle in ihren Klassen verschwunden waren.
Dann setzte ich mich auf den Bordstein und stocherte mit einem Stöckchen in einem Gully herum.
Die Autos jagten an mir vorbei, als ob alles in schönster Ordnung wäre. In diesen Autos saßen alle Glückspilze, die ihre Kindheit überlebt und die sich vielleicht nie überlegt hatten, wie gefährlich die sein konnte. Bei ihnen war alles glattgelaufen und jetzt waren sie zu arglosen und gutgläubigen Erwachsenen geworden, die zu ihrer Arbeit fuhren. Ein Chef. Eine Reporterin. Ein Kriminalkommissar, vielleicht. Ein paar Verbrecher. Das kannst du ihnen nicht ansehen. Jemand kann durchaus aussehen wie ein Arzt und in Wirklichkeit ein Kidnapper sein. Das kommt vielleicht selten vor, aber es könnte doch sein, dass einer von denen, die gerade an mir vorbeifuhren, dachte: Den da, den kann ich kidnappen. Diesen kleinen Wicht, den wird doch kein Mensch vermissen.
Das könnte die Rettung sein – für eine Woche entführt zu werden. Dann könnte jedenfalls niemand behaupten, ich

hätte unentschuldigt gefehlt. Danach hätte ich rund um die Uhr Polizeischutz haben können. Für lange Zeit. Aber ich war noch nie einem Menschen begegnet, der ausgesehen hatte, als ob er auch nur die geringste Lust verspürte, mich zu packen und an einen Stuhl zu binden oder in einen schallisolierten Raum einzusperren, um für mich Lösegeld einzusacken.

»Wir haben Ihren Sohn«, könnten sie am Telefon zu meinem Vater sagen.

»Wenn Sie den kleinen Wildfang zurückhaben wollen, müssen Sie soundso viel Geld dann und dann an dem und dem Ort hinterlegen. Und gehen Sie ja nicht zur Polizei, sonst können wir nicht garantieren, dass Sie Ihren Sohn lebend wiedersehen werden.«

Niemand blieb stehen. Niemand fragte auch nur nach dem Weg, und das war vermutlich gut, jedenfalls, was meine Mutter angeht. Sie war sicher froh darüber, dass sie und mein Vater nicht reich waren, weshalb ich kein begehrtes Entführungsopfer war. Ihre Nerven hätten das nicht ausgehalten.

»Und welchem Umstand haben wir diese Verspätung zu verdanken?«, fragte der Lehrer.

Er fragte kein zweites Mal, denn er wusste, dass es keinen Zweck hatte. Er wusste, dass meine Stimme in der Öffentlichkeit nicht funktionierte.

Der Lehrer sagte, ich müsste eine Entschuldigung vorlegen.

Ich fragte mich, wo ich die hernehmen sollte, aber dann fiel mir ein, dass ich mir deshalb nicht den Kopf zu zerbrechen brauchte. Ich hatte ja Eva. Die würde schon alles in die Wege leiten, und zwar so, dass ich gar keine Entschuldigung mehr brauchen würde. Nie wieder.

»Setz dich«, sagte der Lehrer.

Ich glaube, alle sahen mich an, als ich zu meinem Tisch ging, so wie man ein Flugzeug ansieht, das vielleicht gleich abstürzen wird.

Alle, nur eine nicht.

Als ich mich auf meinen Stuhl gleiten ließ, sah ich aus dem Augenwinkel, dass sie ihren einen Brillenbügel mit viel Pflaster zusammengeflickt hatte.

Ich hoffte, dass sie mich bald umbringen würde. Ich konnte es einfach nicht mehr ertragen.

Aber das geschah nicht. Genauer gesagt, vorher passierte etwas anderes, denn wir hatten Erdkunde. Wir nahmen gerade Osteuropa durch. Nicht, dass ich mich noch für die Welt interessiert hätte, und für Osteuropa schon gar nicht. Ich hatte ganz andere Sorgen, deshalb passte ich nicht auf.

Plötzlich stand der Lehrer da und schrie.

»Adam!«

»Hä?«

»Genau. Du!«

Ja?

»Ich hab dich was gefragt!«

Ach?

Er ragte vor mir auf und wartete auf eine Antwort. Aber worauf? Er wusste doch, dass ich ohnehin nie antwortete.

Ich dachte, dass es vielleicht gar nicht so wenige Vorteile hat, tot zu sein. Im Vergleich zu einem ganz normalen Schultag. Du brauchst nicht aufzupassen. Du hast keinen Ärger mehr mit der Stimme. Du brauchst keine Fragen zu beantworten, die du nicht einmal gehört hast.

»Junger Mann?«

Nein, ich wollte nicht mehr. Ich kniff die Augen wieder zusammen. Stellte mich quer, wie meine Mutter immer sagt, wenn ich ab und zu einfach nicht zu bewegen bin.

Die anderen in der Klasse fingen an zu kichern. Endlich gab der Lehrer auf und ging zum Pult.

»Ich gebe mir alle Mühe«, sagte er. »Um ein Minimum an Wissen in eure Gehirne zu bringen, aber …«

»Sind Sie taub, oder was?«, hörte ich hinter mir.

Das war Eva.

»Was?«, fragte der Lehrer. »Verzeihung, aber WAS?«

»Man könnte meinen, dass Sie vollkommen taub sind«, sagte Eva.

»Ach?«

»Adam hat gesagt, dass die Hauptstadt von Bulgarien Sofia heißt.«

»Das hat er gesagt?«

»Das hat er gesagt, ja«, sagte Eva. »Aber Sie sind offensichtlich schwerhörig.«

Und da musste ich die Augen aufmachen.

Was ich gehört hatte, war tatsächlich passiert, denn der Lehrer stand da und schaute mich fragend an. Und dann musste er nicken und zugeben, dass Sofia richtig war. Er fügte hinzu, dass er sich freute, dass ich aufpasste, auch wenn das gar nicht stimmte.

EVA HATTE MICH GERETTET!

Das Problem war: Woher sollte ich wissen, ob das ein gutes oder schlechtes Zeichen war?

Eva hatte in fünf Sekunden mehr für mich getan als alle anderen aus der Klasse in fünf Jahren, und da wäre es doch ziemlich komisch, wenn es kein gutes Zeichen gewesen wäre.
Aber andererseits: was, wenn sie das nur getan hatte, um näher an mich ranzukommen, auf Schussweite sozusagen?
Konnte jemand denn so gerissen sein?
Ich überlegte mir die Angelegenheit von allen erdenklichen Seiten, aber das machte alles nur noch komplizierter.
Ich sorgte dafür, dass ich in den restlichen Pausen an diesem Tag allein blieb. Das war nicht weiter ungewöhnlich, doch dass Eva das auch machte, schon, und zwar gar nicht weit von mir entfernt, aber auch nicht wirklich nah. Dafür, dass wir uns nicht kannten, war die Entfernung zwischen uns gerade richtig, fand ich. Wir blieben sozusagen zusammen allein.
Trotzdem gingen wir nicht zusammen nach drinnen oder nach draußen, wenn es klingelte. Wenn ich zuerst ging, wartete Eva bis zum Schluss. Wenn sie zuerst ging, wartete ich. Wenn ich sie ansah, schaute sie weg, und wenn sie mich ansah, schaute ich weg. Es war fast wie der Freitagskrimi und ich hätte gern gewusst, wie Piter das gesehen hätte.
Hätte er gedacht, dass wir jetzt langsam Freunde würden?
Hätte er es für eine Lüge gehalten, dass Eva eine Mörderin war? Ein Gerücht, das schlimmere Verbrecher als sie in Umlauf gebracht hatten?
Oder war sie eine Mörderin, die sich die Sache mit dem Mord an mir einfach nur anders überlegt hatte?
Das wäre doch möglich.
Piter hätte diese Chance sicher genutzt. Er war so einer, der allen eine Chance gab.

In der großen Pause beschloss ich, Eva auf die Probe zu stellen. Ich wollte ihr etwas geben.
Wenn sie es annahm, wäre das der Beweis dafür, dass sie in Ordnung war. Wenn nicht, war sie ein wahres Monster und super-, super-, superschlau.
Ich wartete, bis sie damit an der Reihe war, mich anzusehen, und ich damit, wegzusehen. Ich ging in den Fahrradschuppen. Dort stand ein Kasten mit Sand, den der Hausmeister im Winter zum Streuen benutzte. Ich überzeugte mich vorsichtig davon, dass Eva mich noch immer ansah.
Das tat sie.
Da zog ich den Mädchenradiergummi hervor, den ich immer in der Tasche hatte, den, der roch. Vielleicht nicht so gut nach Erdbeeren wie der, der Eva geklaut worden war, aber jedenfalls roch er. Ich legte den Radiergummi so auf den Sandkasten, dass sie ihn einfach sehen musste, dann trat ich ein Stück zur Seite, drehte mich um und schaute sie an.
Sie schlug die Augen nieder.
Ich ging noch ein Stück weiter weg.
Nun kam Eva auf den Schuppen und den Radiergummi zu. Sie nahm ihn, hielt ihn in der Hand, in beiden Händen.
Aber dann ging es schief. Sie legte ihn zurück und lief einfach weg.
Die Angst kroch über meinen Körper wie die Kälte in einem leeren Haus im Herbst. Doch vor allem war ich traurig. Wenn ich kein Junge gewesen wäre, hätte ich sicher geweint. Ohne einen Blick zurück war Eva ins Schulgebäude gegangen und verschwunden.
Ich ging meinen Radiergummi holen. Eigentlich wollte ich ihn

überhaupt nicht mehr, aber ich sah auch nicht ein, warum andere ihn haben sollten.
Als ich zum Schuppen kam, staunte ich zuerst. Dann war ich wieder froh, sehr froh.
Was ich dort sah, war schöner als alles, was ich mir hätte vorstellen können. Auf dem Sandkastendeckel lag ein halber Mädchenradiergummi. Eva hatte meinen Gummi geteilt und mir die eine Hälfte zurückgegeben.
Es fühlte sich geradezu olympisch an, das halbe Teil in die Tasche zu stecken, die Hand darumzuschließen und etwas zu haben, das nur sie und ich wussten.
In der letzten Stunde hatten wir Rechnen, diesmal half ich Eva. Sie ist nämlich keine Rechenmeisterin, und als der Lehrer die Lösung einer Aufgabe mit neun Kindern und halben und Fünftelapfelsinen wissen wollte, wurde ich ihre Rettung. Ich wusste, dass es für jedes zweidreiviertel und eineinviertel fürs Schwein ergab, aber Eva hatte keine Ahnung. Also schrieb ich einen Zettel und schob ihn ihr hin.
Der Lehrer hatte gerade aufgegeben, aber dann, plötzlich, weiß sie die genau richtige Antwort.
Und wird gelobt. Ungeheuer heftig gelobt.
Und ich bekomme von ihr einen Zettel.
Zum ersten Mal in meinem ganzen Leben hatte jemand mir einen Zettel geschrieben. Und was für einen!
NACH DER SCHULE HINTER DEM KIOSK, stand darauf.
Das war doch wirklich super.

Wieder stand Oskar vor dem Tor, nachdem ich gewartet hatte, bis Eva gegangen war, und noch ein bisschen länger. Er wollte mich mit nach Hause nehmen, damit unsere Mutter endlich nicht mehr glaubte, dass ich seinetwegen ausgezogen war.

»Sie motzt die ganze Zeit herum«, sagte er. »Und zur Strafe hat sie mir das halbe Taschengeld gestrichen.«

Ich fand beides vollkommen in Ordnung. Wurde eigentlich auch Zeit.

»Bitte, Adam, lass mich nicht im Stich!«, bettelte er.

»Werd's mir überlegen«, sagte ich und berechnete dabei ganz schnell, was 25 Kronen mal 26 ergibt.

»Wenn ich ein halbes Jahr lang ein Fünftel von deinem Taschengeld kriege, also 650 Kronen, dann vielleicht.«

Da knallte er sein Moped so gegen die Wand, dass es zu Bruch ging. Die Lampe jedenfalls.

»Kotzbrocken«, meinte er und fuchtelte in der Luft herum, wagte aber nicht, mir etwas zu tun.

»Dann geh ich eben«, sagte ich und lief los.

»Wo zum Teufel willst du denn hin?«, schrie er hinter mir her.

Doch das sollte Oskar nie im Leben erfahren.

»Sag, wo du hingehst. Du Dreckskerl!«
Ich zog lediglich meine Schultasche ein wenig höher auf meine Schultern und lief weiter.

Eva stand hinter dem Kiosk, als ich kam, sagte aber nichts. Sie lehnte sich an die Wand, von der die Farbe abblätterte, und schien ungeheuer weit weg zu sein.
Wollte sie einfach so tun, als ob nichts passiert wäre, oder was?
Hallo, ich war doch da.
Sie reagierte nicht, obwohl sie mich bemerken musste.
Ich stellte mich neben sie, lehnte mich ebenfalls an die Wand und starrte wie sie vor mich hin. Das konnte nicht ganz verkehrt sein.
Aber ganz richtig kam es mir auch nicht vor.
Warum sagte sie nicht wenigstens Hallo?
Schließlich hatte sie mich doch herbestellt!
Ich versuchte, mir allerlei auszudenken, was ich sagen könnte, wenn ich in der Öffentlichkeit eine Stimme hätte.
Mir fiel nichts ein.
Vielleicht fiel ihr auch nichts ein.
Also standen wir da und es wurde nicht gerade besser, je mehr das Schweigen sich zwischen uns ausbreitete. Ich hatte mich zwar ziemlich toll gefunden, echt super, aber ich wurde schnell wieder ich selbst: der kleine stumme, dumme Austernadam der Dritte in der Fünften. Und das fand ich schrecklich. Ich hatte noch nie bemerkt, dass es so furchtbar war.
In diesem Moment passierte etwas Unkontrolliertes, eine Art Explosion. In mir.

»Überlegst du dir, wer zuerst etwas sagen soll?«, hatte es mich sagen lassen. Ich wurde wohl ziemlich rot, meine Haut brannte wie ein Scheiterhaufen.
Da drehte Eva sich zu mir und schob ihre Brille ganz hoch auf die Nase, um besser sehen zu können.
Okay. Von mir aus. Gab es denn kein Zwischending zwischen so tun, als ob ich überhaupt nicht existierte, und mich anglotzen?
Ich gehe, dachte ich.
»Du bist wahrscheinlich auch nervös«, meinte Eva.
Ich konnte nur abhauen.
Aber das ging nicht, denn Eva hatte sich gerade anders hingestellt und versperrte mir den Weg. Einen Kopf größer und sozusagen auch einen Kopf breiter als ich, stand sie plötzlich undurchdringlich genau vor mir. Ihre Riesenaugen schwammen wie Fische hinter ihren großen Brillengläsern. Und da ging es mir auf: Sie wollte mich hypnotisieren.
Natürlich.
Mit großer List, indem sie mir in der Erdkundestunde aus einer einfachen Klemme geholfen hatte, hatte sie mich zum Kiosk gelockt, wo niemand, niemand uns sehen konnte.
Wie blöd kann man eigentlich sein?
Da hatte ich mich mit ihr an einem einsamen Ort verabredet, der noch dazu von ihrer wichtigsten Spießgesellin bewacht wurde, der Kioskfrau. Der Kiosk war der ideale Tatort für einen Mord, und ich – ich hatte nichts geschnallt. Ich war mit offenen Augen voll in ihr Spinnennetz getappt.
Und da merkte ich etwas, wie eine Betäubung, überall in meinem Körper. Das war der Anfang vom Ende. Ich gab mir alle Mühe, doch ich konnte nicht einen Finger bewegen.

Ich dachte, ungefähr so muss es sich anfühlen, ein Kaninchen zu sein, das in die Scheinwerfer eines Wagens gerät. Das Auto kommt im wilden Tempo auf dich zu, in ein oder zwei Sekunden wirst du tot sein, aber daran kannst du nichts ändern, denn du bist gelähmt. Fertig, aus. Du bist schon tot.
Eva lächelte ein boshaftes Siegerinnenlächeln. Es tanzte über ihr Gesicht, während sie in ihrer Schultasche herumwühlte. Natürlich: Sie suchte ein Messer. Oder eine andere gefährliche Waffe, die sie tief in ihrem Pausenbrot versteckt hatte.
Aber warum machte sie alles so kompliziert?
Ich war in ihrer Gewalt. Sie konnte doch einfach zwei ihrer berüchtigten Schläge auf eine der Stellen richten, die nur sie allein kannte, und dann hieß es für mich, auf die Matte und Schluss, aus. Kein Blut. Kein Hinweis auf Gewaltanwendung. Keine Täterin. Der Mord an mir würde für immer unaufgeklärt bleiben.
Ich war ein Junge, der einfach von sich aus zusammengebrochen war, so würde es in meinem Totenschein stehen.
»So was kommt vor«, würden sie zu meiner Familie sagen. »Zwar nur selten. In ganz besonderen Fällen. Die Wahrscheinlichkeit ist äußerst gering. Aber wenn du tot bist, bist du tot.«
Nur Monster-Eva würde wissen, was passiert war, doch sie würde das Geheimnis mit in ihr eigenes Grab nehmen, und dort würde sie noch lange nicht landen. Sie war keine, die so leicht stirbt.
Ich war also das perfekte Opfer.
Aber entweder konnte Eva das Messer nicht finden oder sie trödelte ganz bewusst herum.

»Eben hatte ich es doch noch«, sagte sie, schüttelte ihre Schultasche und kicherte ein bisschen.
Ich fragte mich, ob ich vielleicht schon ein wenig tot wäre, denn irgendwie war mir jetzt alles egal.
Doch in dem Moment glaubte ich, aus der Ferne Piter zu hören.
»Würde ich einfach aufgeben?«, fragte er.
»Nein«, sagte ich.
»Nie und nimmer«, bekräftigte er, jetzt um einiges näher.
»Nicht einmal, wenn du dein Handy und alles verloren hättest«, sagte ich.
»Und wenn jemand glaubte, mich hypnotisiert zu haben, dann hätte ich nur so getan, als ob, denn ich ziehe mich immer aus der Affäre«, sagte er.
»Immer«, sagte ich.
»Du musst wie Piter denken«, meinte er.
Ich muss wie Piter denken, dachte ich.
Nein, nicht nur wie Piter denken.
Nein, nein. Ich muss Piter sein. Jetzt sofort!
Da explodierte wieder etwas in mir.
»Hallo? Ist es dir recht, wenn ich an einem anderen Tag sterbe?«, hörte ich.
Eva schaute mich verwundert an.
»Wie wäre es morgen?«, fragte meine Stimme jetzt. »Oder am Samstag? Den Freitag würde ich gern noch mitnehmen, verstehst du.«
»Was ist denn so schön am Freitag?«, fragte sie.
In diesem Moment zog sie die Hand aus der Tasche.
Ich hatte Stärke gezeigt, aber sie war stärker. Das musste ich einfach zugeben.

Ich schloss die Augen.
»Bitte sehr«, hörte ich sie dann sagen.
Ich war bereit für den Todesstoß.
»Hallo? Ich habe gesagt, bitte sehr«, sagte sie noch einmal.
»Du kannst das haben.«
»Sie will dir etwas geben, Adam«, sagte Piter.
Ich schaute heimlich durch einen winzigen Spalt.
Eva hielt mir etwas hin.
»Eine Zeitschrift«, sagte Piter.
»Ja?«, fragte Eva.
Ein ganz harmloser Comic. Er konnte noch nicht sehr oft gelesen worden sein. Zweimal vielleicht.
»Wenn du das nicht willst, steck ich's wieder ein.«
Ich nahm das Heft.
»Sonst hätte ich es weggeworfen«, sagte sie. »Ich lese sie immer nur einmal.«
Es war Calvin und Hobbes. Das gehört zu meinen Lieblingscomics. Ich hatte viele Nummern, aber diese nicht. Ich wollte mich dafür bedanken.
»Was hast du denn für eine Krankheit gehabt?«, fragte sie jetzt.
Wie meinte sie das? Krankheit?
»Hast du deshalb fast keine Stimme? Ist das eine Krankheit?«, wollte sie wissen.
»Nein ...«
Ich glaubte nicht, dass das mit meiner Stimme an einer Krankheit lag, denn ich hatte es nur in der Öffentlichkeit. So etwas kann man wohl kaum als Krankheit bezeichnen, oder?

»Das ist angeboren.«
»Und wie heißt das?«
»Hä?«
»Die Krankheit, an der du sterben musst. Die hat doch sicher einen Namen, oder bist du total ...«
Sie zeigte mit dem Finger auf ihren Kopf.
»Sterben?«
»Ja? An einem anderen Tag sterben? Du wolltest doch wissen, ob das in Ordnung ist. Und da möchte ich gerne wissen, was das für eine Krankheit ist, an der du am Freitag sterben wirst. Oder am Samstag, oder wann das nun war. Und ob sie ansteckend ist.«
»Also«, setzte ich an, aber dann wurde ich total unsicher, ob ich jetzt eine unheilbare Krankheit erfinden sollte, die ich angeblich hatte. Oder ob ich ganz offen sagen sollte, dass ich genau wusste, dass sie eine Mörderin war, und dass sie nicht so zu tun brauchte, als ob sie nie vorgehabt hätte, mich umzubringen. Auch wenn sie mir gerade einen Comic geschenkt hatte.
Sie schob sich die Brille wieder auf die Nase und wartete auf meine Antwort.
Plötzlich sah sie nicht mehr aus wie eine Mörderin, sondern wie ein ganz normaler Mensch. Mehr wie vorhin, als sie mir den halben Mädchenradiergummi zurückgegeben hatte.
Egal, vielleicht hatte sie sich die Sache ja tatsächlich anders überlegt und wollte mich nicht mehr umbringen. Vielleicht brauchte sie neue Spießgesellen. Und vielleicht hatte sie mich dafür ausgeguckt.
Brachte es also etwas, das jetzt zur Sprache zu bringen und sie

daran zu erinnern, dass ich noch am Vortag im Kiosk ihr Mordopfer gewesen war?

Piter hätte das nicht getan.

»Das war doch nur Blödsinn«, sagte ich.

»Du bist also nicht krank?«

Ich schüttelte den Kopf.

»Dann können wir zusammen sein«, sagte sie.

»Hä?«

»Mm.« Sie nickte.

Ich stand ganz still da, insofern weiß ich nicht, wie das passieren konnte. Aber ich stolperte und fiel voll auf die Nase.

»Zusammen?«

»Nicht *so* zusammen, weißt du.«

Ich holte tief Luft, wie mein Vater das Mutter für Krisensituationen beigebracht hatte.

»Ich hab mich schon gefragt«, flüsterte ich mit Mühe.

»Nicht *soo*«, sagte sie, damit es nicht den geringsten Zweifel geben konnte.

Dann lächelte sie. Richtig.

Ich lächelte auch, und das tat ich nicht, damit sie mich nett fand oder so. Es kam ganz von selbst, natürlich. Es war ein echtes Lächeln. Und es hielt an. Es dauerte und dauerte, während wir durch das zundertrockene Gras hinter dem Kiosk und zur Straße hinauf stapften. Und noch viel weiter den Hang hoch.

Das war ja auch kein Wunder, denn als Freund einer Mordmaschine bist du in Sicherheit.

Wir gingen weiter, traten nach Steinchen und Abfällen und ließen unsere Schlüsselkinderschlüssel klirren, sagten aber nicht viel.
Das machte mir nichts aus. Wir brauchten auch nicht darüber zu reden, als wir zum Wartehäuschen kamen. Wir setzten uns einfach. Ich setzte mich links von ihr und sie setzte sich rechts von mir. Und dann kam ein Bus und hielt, aber wir wollten nicht einsteigen. Der Bus fuhr weiter.
»Willst du nicht lesen?«, fragte Eva, als der Bus nicht mehr zu hören war. Sie deutete mit einem Kopfnicken auf Calvin und Hobbes.
»Mm …«
Doch, ich konnte gern ein bisschen in C & H blättern, wenn sie nichts dagegen hatte.
Ich schlug die erste Seite auf. Da wird Calvin von seinem Vater auf die Straße gesetzt, anschließend trifft er sich mit Hobbes auf einem Baum. Dort wollen sie einen Plan machen, wie sie ihre Feinde ausschalten können.
»Und da ist ein Mädchen«, sagte Eva und blätterte, noch ehe ich die Seite zu Ende gelesen hatte, und zeigte mir das Mädchen. »Sie heißt Marianne und sie wollen sie in eine Falle locken, weil Calvin Mädchen einfach doof findet.«
Sie zeigte auf ein Bild, auf dem Calvin vor Marianne stand. Man konnte seinem Gesicht deutlich ansehen, dass er nicht gerade für Mädchen schwärmte. Eva fuhr fort. Sie erklärte mir die ganze Geschichte sozusagen Bild für Bild.
Als sie fertig war, sagte ich, ich könnte lesen.
»Davon gehe ich aus«, antwortete sie, »aber es ist doch okay, Gesprächsstoff zu haben, oder?«

Doch.
Wir nahmen uns noch eine Geschichte vor und jetzt passte ich ein wenig besser auf. Ich machte zum Beispiel alle *Smäsch*-Geräusche, wenn jemand hinfiel, oder *aaah!, ohh!, stöhn!* und *blubb blubb*, wenn jemand gegen etwas stieß oder ins Wasser fiel oder so. Es waren Geräusche, die perfekt zu mir passten. Und dann führte ich sozusagen die Bewegungen dazu aus. Ich glaube, Eva fand das ziemlich witzig, denn sie lachte, und ich machte weiter. Diese Art, witzig zu sein, gefiel mir sehr gut. Ich musste auch lachen. Als wir das ganze Heft durchhatten, hätte ich am liebsten wieder vorn angefangen, aber Eva meinte, wir könnten uns doch ein andermal treffen.
»Morgen vielleicht«, fügte sie hinzu. »Aber das brauchen wir nicht zu planen, wir sehen uns ja ohnehin jeden Tag.«
Sie stand auf und schaute in beiden Richtungen aus dem Wartehäuschen, dann drehte sie sich wieder zu mir um.
»Aber ... du ...«, sagte sie plötzlich tiefernst. »Da ist nur eins.«
Ich stand ebenfalls auf.
Sie musterte mich und eine kleine Furche, die mir noch nie aufgefallen war, grub sich in ihre Stirn.
»Nur eins«, sagte sie noch einmal.
»Ja?«, fragte ich und merkte, dass ihre Besorgnis jetzt auf mich übergriff.
»Wir dürfen nicht zusammen gesehen werden.«
»Ach?«
»Ich möchte lieber nicht mit einem Mobbingopfer zusammen gesehen werden, verstehst du.«
»Hä?«

Wie meinte sie das denn? Sie war doch hier das Mobbingopfer! Nicht ich.
»Hallo«, sagte ich. »Jetzt verstehe ich nicht, was du meinst. Ich komme mir wirklich nicht vor wie ein Mobbingopfer.«
»Nein?«, sagte sie und schob ihre Brille ganz hart die Nase hoch. »Aber das bist du. Du bist eins. Das wissen alle.«

Als ich nach Hause kam, zappte ich bei meinem Alten alle neuen Sender durch, aber keiner brachte mich auf andere Gedanken. Ich grübelte und grübelte darüber, dass alle wüssten, dass ich ein Mobbingopfer war. War ich der Einzige, der nicht wusste, was ich war? War das möglich?
Eva hatte es auf eine fast traurige Weise gesagt. Sie hatte nicht ausgesehen, als würde sie mich anlügen, aber man kann den Leuten auch nicht alles so einfach glauben. Ich meine, immerhin hatte eine das gesagt, die wirklich gemobbt wurde. Ununterbrochen. Die Arme.
War ich also auch arm?
Ich überlegte mir alles noch einmal.
Es war nicht gerade angenehm.
Es war wahr.
»Gehen wir?«, hatte sie gefragt.
»Aber uns darf doch niemand zusammen sehen«, sagte ich.
»Ist da irgendjemand, der uns sehen könnte?«
Ich schaute mich um. Kein Mensch weit und breit.
»Genau«, sagte sie und dann zog sie mich am Arm.
Obwohl ich mir wegen der Mobberei große Sorgen machte, half es, daran zu denken, wie Eva mich am Arm gezogen hatte, damit ich mit ihr ging.

»Hallo? Komm schon«, sagte sie und lachte, denn sie glaubte wohl, ich wollte sagen, dass ich nicht in ihre Richtung wollte.

Und dann juxte sie so herum, wie Freunde das eben machen!

»Du, ich bin umgezogen«, musste ich endlich sagen. »Zu meinem Alten. Dahinten. In genau der anderen Richtung.«

Sie sah enttäuscht aus, fand ich. So, wie Freunde aussehen, wenn du zum Beispiel doch nicht bei ihnen übernachten darfst.

»Na gut, dann sehen wir uns morgen«, sagte sie, und damit war sie verschwunden.

Und ich stand da und schaute hinter ihr her.

Egal, was sie darüber gesagt hatte, dass ich vielleicht eine Art Mobbingopfer war, jetzt war ich das nicht mehr. Jedenfalls nicht nur. Dafür war sie doch der Beweis, sie hatte selbst an mir gezogen.

So, wie man nur an *Freunden* zieht.

Und sie wollte sich am nächsten Tag wieder mit mir treffen.

Ihre Schultasche schien das auch zu sagen, als sie weglief, ihr Pferdeschwanz ebenso, die ganze Eva schien noch aus der Ferne zu rufen: morgen, morgen, morgen.

Dann drehte sie sich um und winkte, ehe sie hinter einer Ecke verschwand.

Und ich beschloss auf der Stelle, wieder nach Hause zu ziehen.

Ich rief Oskar an.

»Wir machen das jetzt so«, verkündete ich. »Sonst kannst du vergessen, dass ich je wieder nach Hause komme.«

»Ich wusste gar nicht, dass du neuerdings als Erpresser tätig bist«, sagte er.

»Vielleicht war ich das bisher nicht«, erwiderte ich. »Vielleicht bin ich heute dazu geworden.«
»Was ist denn passiert?«
»Möglich, dass ich ein Mobbingopfer war«, sagte ich. »Aber jetzt will ich keins mehr sein.«
»Ach was?«, fragte er und lachte höhnisch. »Damit kannst du nicht so einfach aufhören.«
»Doch«, sagte ich.
»Bist du denn total bescheuert?«, rief er. »Darüber entscheiden immer die anderen.«
»Nein. Und übrigens will ich nicht nur ein Viertel von deinem Taschengeld im nächsten halben Jahr, die Preise sind nämlich gestiegen. Ich will ein Drittel über neun Monate.«
»Nein!«, schrie Oskar.
Wir einigten uns auf ein Drittel für die Dauer von sechs Monaten, und Oskar musste das Papa am Telefon bestätigen, damit ich einen Zeugen hatte.
Nachdem mein Alter den Hörer aufgelegt hatte, sah er mich an und schüttelte den Kopf, als sei etwas ungeheuer Schönes passiert.
»Du hast vielleicht ein Glück«, sagte er. »Wo du so einen tollen großen Bruder hast.«
Ich sagte nichts. Ich dachte nur: Hihi, das war jedenfalls eine feine Rache.

Mutter freute sich sehr, als ich nach Hause kam. Sie drückte mich an sich und rief »mein Junge« und so. Und als Oskar aus dem Zimmer ging, um zum Abendessen meine Lieblingspizza zu bestellen, fragte sie, was er mir denn angetan hätte.

»Nichts«, sagte ich.
Da meinte sie, Oskar müsste der glücklichste große Bruder auf der Welt sein, wo er mich zum kleinen Bruder hatte.
»Denn du petzt nie, Adam, du nicht.«
Ich hatte nicht direkt gelogen und Oskar hatte nichts gehört. Deshalb hielt ich es nicht für nötig, zu sagen, dass er ausnahmsweise einmal keinen Mist gebaut hatte, sondern dass diesmal ich das gewesen war.
»Er wird schon noch reifer werden und dann wächst es sich aus«, sagte Mutter, wie sie das immer machte.
Ich hoffte, er würde reif werden und vom Baum plumpsen und sich den Hals brechen.
Ehe ich einschlief, machte ich wunderbare Pläne für den nächsten Tag.

Am nächsten Tag lief nichts nach Plan und ich begriff, wie schwer es ist, für andere zu planen.

Ich war froh, dass ich zum Beispiel nicht das Land regieren muss.

Es fing damit an, dass ich mich beeilte und besonders früh loslief. Ich rannte geradezu zum anderen Ende unseres Wohnblocks. Dort versteckte ich mich hinter einem Auto, um zufällig zum Vorschein zu kommen, wenn Eva das Haus verließ.

»Hallo«, wollte ich sagen.

»Ich dachte, du bist ausgezogen«, würde sie sich wundern.

»Ich bin doch lieber zurückgezogen«, würde ich antworten.

Und dann würde sie etwas darüber sagen, wie sehr sie sich freute, oder nur, super, oder …

»Gehen wir zusammen?«, wollte ich daraufhin fragen. Ihr sozusagen ins Wort fallen. Als ob es mir egal wäre, ob sie das super fand.

»Zur Schule?« Eva.

»Ja?« Ich.

»Okay.« Eva.

Wir würden nebeneinander hergehen, bis irgendwer uns sehen könnte, und dann könnten wir uns einfach trennen und auf verschiedenen Straßenseiten weitergehen, aber trotzdem insgeheim zusammen.

Das war der erste von meinen Plänen, der in den Teich ging. Sie kam nicht. Am Ende musste ich die Beine in die Hand nehmen, um nicht wieder zu spät zu kommen, denn leider kriegte ich zu Hause keine Entschuldigungen, wenn ich nicht krank gewesen war.

Ich stürzte als Letzter in die Klasse. Nein: Eva war auch nicht da. Sie saß nicht an ihrem Tisch.

Naturgesetz: Wenn du nicht willst, dass jemand an seinem Tisch sitzt, sitzt er da. Wenn du willst, dass jemand dort sitzt, sitzt er nicht da.

Sie tauchte auch später nicht mehr auf, wie ich es zuerst erwartet hatte. Über eine halbe Stunde verging. Dann vergingen noch fünf Minuten. Schließlich hielt ich es nicht mehr aus.

Ich spreche von Naturgesetzen, klar?

Wie viele gibt es?

Viele.

Natürlich gibt es eins, das besagt, wenn du endlich eine Freundin gefunden hast, verschwindet sie.

Poff.

Ich sah es schon vor mir. Mädchen konnten grauenhafte Dinge passieren.

War sie entführt worden?

Vielleicht hatte sie schwerreiche Eltern, und jetzt lag sie gefesselt im Kofferraum eines Autos, während die Kidnapper über das Lösegeld verhandelten.

Oder ihr war zu Hause etwas passiert. Neun von elf tödlichen Unfällen ereignen sich bekanntlich zu Hause. Vielleicht

stammte sie aus einem richtig schlimmen Zuhause, wo überall Messer herumlagen und Töpfe mit kochendem Wasser vom Herd kippten und …
In diesem Moment kam Eva herein.
Als ob nichts passiert wäre.
Zum Glück, zum Glück.
»Wie schön, Eva«, sagte der Lehrer. »Setz dich!«
Wie schön. Sie setzte sich und füllte den Leerraum hinter mir.
Aber in der Pause verschwand sie wieder. Und damit war Plan Nr. 2 erledigt, nach dem ich an allerlei Stellen auf dem Schulhof mit Kreide etwas schreiben wollte, damit sie zufällig vorbeigehen und es lesen und vielleicht auch selbst etwas schreiben könnte, an dem ich dann zufällig vorübergehen würde. Auf diese Weise könnten wir etwas machen.
Zusammen.
Ohne dass irgendwer uns zusammen sah, klar?
Ich fand den Plan richtig gut. Er hätte von Piter stammen können. Eva würde beeindruckt sein, doch was war eigentlich los? Wo trieb sie sich neuerdings in den Pausen herum?
Plan Nr. 3 bestand darin, ihr einen Zettel zu schreiben. Den wollte ich mir für die letzte Stunde aufbewahren. Aber als die letzte Stunde kam, traute ich mich nicht, denn plötzlich hatte ich das Gefühl, dass sie den Vortag total vergessen hatte.
Oder vielleicht hatte es den gar nicht gegeben? Vielleicht hatte alles nur in meiner Fantasie stattgefunden? Ich hatte oft Fantasien. Meine Mutter konnte das bezeugen.
Ich konnte mich nicht darauf verlassen, dass es keine Fantasie gewesen war.

Das traute ich mich nicht.
Ich musste einfach zugeben, dass alle Pläne, die ich für diesen Tag für Eva und mich gemacht hatte, fehlgeschlagen waren.
Und da fiel mir der Mädchenradiergummi ein. Wenn der halb war …
Er war halb. Dann hatte sie die andere Hälfte. Wir waren doch zusammen gewesen. Yes!
Und warum schrieb ich ihr nicht einfach irgendeinen Superzettel?
Ich schrieb: WARTEHÄUSCHEN. Einfach nur WARTEHÄUSCHEN.
Heimlich schob ich ihr den Zettel hin und ließ ihn auf ihrem Tisch liegen.
Nach einer Weile lugte ich ganz vorsichtig über meine Schulter zurück. Niemand konnte das bemerken, aber ich sah sie an.
Sie schaute vom Zettel hoch und nickte.
Yes! Yes! YESSS!

Da sitzen welche«, sagte Eva.

Ich hatte sie vorgehen lassen, und als ich ankam, stand sie ein Stück vom Wartehäuschen entfernt. Sie sah ziemlich missgestimmt aus und hatte den Mund fest zusammengekniffen.

Ich fand das nicht weiter schlimm; die Leute würden den nächsten Bus nehmen und verschwinden.

»Und die gehen auch so schnell nicht weg«, sagte sie. »Die knutschen.«

Knutschen?

»Ja? Hallo? Kapiert? Die knutschen, ja?«

»Oi«, sagte ich.

»Genau.« Sie hob die Augenbrauen hoch über ihre wackelige Harry-Potter-Brille und seufzte tief.

»Das werd ich jedenfalls nie im Leben machen«, sagte sie.

Dann nicht. Eigentlich hätte ich ja gern gewusst, wieso, aber egal.

»Nie im Leben!«

Sie beugte sich zu mir vor, um es mir zu erklären.

»Das ist ansteckend, klar?«

Ansteckend?

»Ja«, fügte sie hinzu. »Wenn sie eine Krankheit haben, kriegst du die und dann kannst du sterben.«

Ich sah plötzlich Piter und die Frau vor mir, die vermutlich nur die unschuldige Schwester eines Verbrechers war. Wie sie sich gegenseitig abgeknutscht hatten. Im Freitagskrimi wurde fast immer geküsst. Das gehörte fast schon dazu.
»Das kann ich dir sagen, Adam, merk dir das. Ich küsse nie.«
Sie hielt ihr Gesicht ganz dicht vor meins, um die Sache einfach mal klarzustellen.
Und sie wartete.
Schien auf etwas zu warten.
So sah es aus.
Nur, auf was?
Auf Antwort natürlich. Sie wartete auf Antwort.
»Ist schon gut«, sagte ich.
Ich war ganz ihrer Meinung.
»Gehen wir an denen vorbei?«, fragte sie. »Oder spionieren wir ein bisschen?«
»Ja.«
Das hätte ich wohl auch selbst vorgeschlagen, wenn ich nur auf die Idee gekommen wäre.
Es ist nicht verboten, sich Leute in Wartehäuschen anzusehen, aber wir schlichen trotzdem hinter Autos und Motorrädern weiter. Ich war nicht gerade stolz darauf, dass wir das gemacht hatten, besonders als ich sah, wer da saß und nicht nur ein bisschen vorsichtig schmuste, nein, es war mindestens wie im Fernsehen.
»Verstehst du?«, fragte Eva, als ich mich blitzschnell zurückzog und in die Hocke ging, damit sie mich nicht sehen konnten.
»Die werden sich noch den Tod holen.«
»Ich glaube, wir sollten abhauen«, sagte ich.

»Hä? Das ist doch klasse«, meinte sie. »Schau dir das bloß mal an! Hallo? Die gehen noch weiter.«
Sie versuchte, mich hochzuziehen, aber das schaffte sie nicht.
»Du?«, fragte sie dann. »Findest du das nicht interessant, oder was?«
»Das ist mein Vater«, sagte ich.
»Echt?«
Eva hockte plötzlich erschrocken neben mir.
»Ist das auch deine Mutter?«
Ich schüttelte den Kopf.
»O verdammt. Geht er FREMD?«
Hallo? Das nun doch nicht.
»Sie sind geschieden.«
»Ach so«, sagte sie und schien alles zu verstehen. »Ist er frisch verliebt?«
Sie raffte eine Menge.
»Dann ist das kein Wunder«, sagte sie ganz ernst. »Dann musst du einfach. Küssen, meine ich.«
Eva schaute noch einmal hinüber.
»Oi, oi. Oi!«, flüsterte sie besorgt. »Da können wir nur noch hoffen, dass sie keine ansteckende Krankheit hat.«
Das war nicht gerade meine größte Sorge. Ingrid hatte ziemlich gesund ausgesehen, fand ich. Ich hatte eher Angst davor, was Eva dazu sagen würde, dass meine Eltern geschieden waren und dass einer von ihnen am helllichten Tag vor aller Welt herumknutschte.
Aber Eva überraschte mich immer wieder.
»Super«, sagte sie. »Supertoll, geschiedene Eltern zu haben.«
»Hä?«

»Ja. Meine sind so was von stinknormal.«
Fand sie es nicht gut, normale Eltern zu haben?
»Dein Vater scheint ganz in Ordnung«, sagte sie. »Und die Frau auch. Sieht in Ordnung aus.«
Total in Ordnung, ich muss schon sagen. Sie hatte mir fünfzig Kronen gegeben, als ich zu Mutter zurückgezogen war, aber nur, weil sie so froh gewesen war, mich loszuwerden.
»Du, jetzt streicht sie ihm die Haare glatt. Als ob er ihr Kind wäre«, kicherte Eva. »Und jetzt kitzelt er sie.«
Hilfe ... war das die Möglichkeit?
Ingrid heulte vor Lachen und dazwischen hörte ich meinen Alten zufrieden brummen.
»Jetzt raufen sie sich ein bisschen.«
Ich konnte nicht mehr.
»Können wir bitte abhauen?«
»Klar können wir«, sagte Eva. »Offenbar haben sie mit Knutschen aufgehört, dann ist es ohnehin nicht mehr so lustig.«

Ich kannte einen Ort, wo niemand uns entdecken würde. Svendsens Garage.
Man betritt sie nicht durch die Garagentür, sondern hebt das Wellblech auf der Rückseite an und zwängt sich durch einen Spalt, der sich wieder schließt, sobald man das Wellblech loslässt.
Nach und nach gewöhnt sich das Auge an die Dunkelheit, eigentlich ist es gemütlich, Autos sind auch keine da. Nur zwei Kisten mit altem rostigem Kram, ein paar Ölkannen und Schraubenschlüssel und abgenutzte Sitzüberzüge mit Eisbären.
Das Beste an Svendsens Garage ist das Sofa, auf dem man herumhüpfen kann, wenn man dazu nicht zu alt ist.
»Klasse«, sagte Eva und probierte es aus. »Jawoll, das nenne ich eine hervorragende Federung.«
»Hier kannst du fast wohnen.«
Das wäre so schön gewesen! Heute war ein Tag, der elend angefangen hatte, aber auf einer Skala von 1 bis 10 immerhin bei über 9 aufhörte. Und für mich war das mehr als genug.
Nachdem Eva gesprungen war und nachdem ich gesprungen war und nachdem wir ein bisschen zusammen gesprungen waren, legten wir uns auf das Sofa. Genauer gesagt fielen wir herunter, denn es hatte ein bisschen Chaos gegeben, weil wir

den Takt nicht halten konnten. Danach hatten wir gesessen und uns an die Wand gelehnt, aber dann rutschten wir immer weiter nach unten, bis wir fast lagen.
Und es kitzelte so wunderbar zwischen den Schultern und oben am Hals.
Ich dachte, wenn es den Leuten, die mehrere Freunde haben, immer so geht, dann hab ich viel verpasst. Das Reden zum Beispiel. Ich hatte nicht gedacht, dass *das* so gut laufen könnte.
Wir reden und reden und reden. Vor allem redet Eva.
Sie ist einfach eine Redemeisterin. Ich höre vor allem zu. Das finde ich sehr gut. Aber am Ende hab ich doch ein wenig Angst, dass es Eva nicht gefällt, wenn ich nur Ja und Nein und Mmm und so sage, denn auf diese Weise entstehen immer mehr Pausen. Und ich will nicht, dass sie Lust kriegt, nach Hause zu gehen. Ich muss mich zusammenreißen.
Ich muss einen ganzen Satz sagen.
Ich reiße mich zusammen.
»Was machst du in den Pausen?«, frage ich.
Sie antwortet nicht sofort und da bekomme ich wieder Angst. Vielleicht habe ich nicht das Richtige gesagt.
Aber dann zuckt sie mit den Schultern.
»Ich bin beim Stellvertreter«, sagt sie. »Damit es keinen Ärger mit mir gibt. Und bei der Psychologin.«
»Hä?«
»Ja«, sagt sie. »Manchmal bin ich bei der Psychologin. Zur Therapie. Sie gibt mir Übungen auf, bei denen muss ich auf etwas zeigen, das irgendwie mit irgendetwas anderem zusammenhängt, und anschließend muss ich sagen, wieso das so ist. Ein Baum und eine Birne, zum Beispiel. Als ob nicht jeder Trot-

tel wüsste, dass Birnen auf Bäumen wachsen und die Sonne am Himmel hängt und dass man zu Hause wohnt. Also frag ich sie manchmal, was finden Sie denn selbst? Birnen am Himmel? Meinen Sie vielleicht, das könnte richtig sein? Dann sagt sie, ich sei unkooperativ und so.«

»Ach?«

Sie runzelt die Stirn.

»Aber mir ist das egal«, erklärt Eva. »Nur meine Eltern finden das nicht so toll. Sie kapieren nicht, warum sie ein Kind wie mich bekommen haben. Sie haben zum Beispiel beide nichts an den Augen. Sie kapieren nicht, woher ich die Probleme mit den Augen habe, das sagen sie immer wieder. Sie hatten sich ein ganz normales Kind gewünscht und dann haben sie mich bekommen.«

Eva nimmt die Brille ab.

»Findest du mich komisch?«, fragt sie und dreht sich zu mir um.

Ich fahre zusammen.

»Oi!«

Eva ist überhaupt nicht komisch, sie ist einfach anders, und dieses andere ist unglaublich toll. Außerdem hat sie keine Fischaugen, sondern ganz dunkle, dunkelbraune Augen, die genau die richtige Größe haben und mandelförmig sind. Und sie haben einen Rand aus langen kohlschwarzen Wimpern, oben und unten, die Haut darum ist so weiß und …

Porzellan!

Sie sieht aus wie eine altmodische Puppe. So hübsch ist sie. Sie ist vielleicht das hübscheste Mädchen auf der Schule. Jedenfalls viel hübscher als die, welche als die Hübscheste in unserer Klasse gilt.

»FINDEST DU MICH KOMISCH?«
»Nein«, sage ich.
»Die anderen finden das aber alle«, sagt sie und seufzt tief. Dann steckt sie den Brillenbügel in den Mund und kaut darauf herum, während sie weiterredet.
»Ich habe eine Diagnose, falls dich das interessiert.«
»Diagnose?«
»Der Name der Krankheit, die sie bei mir festgestellt haben«, erklärt Eva. »Die Krankheit heißt Fehlanpassung. Und Aggressionshemmung. Unterbrochen durch heftige Ausbrüche.«
Ach?
»Das bedeutet, dass ich in mir viele Gefühle habe, die nicht rauskönnen, aber dann bricht plötzlich alles auf einmal raus. Verstehst du?«
Ja, ich glaube, schon. Ich überlege es mir ziemlich lange und meine es ehrlich, als ich sage: »Mm, vielleicht hab ich das auch manchmal.«
»Du? So eine Krankheit ist das aber nicht. Sie ist nicht ansteckend. Sie ist angeboren, klar?«, fragt Eva.
»Zwei Leute können doch dieselbe Krankheit haben, also angeboren«, erwidere ich, und das ist für meine Verhältnisse ein ziemlich langer Satz. Eva scheint es übrigens ganz egal zu sein, dass ich eine Piepsstimme habe, die sich manchmal bricht und manchmal einfach zu einem Flüstern wird.
Eva ist nicht nur hübsch, sie ist auch in Ordnung.
»Das haben viele, etwas Angeborenes, meine ich. Blinde und Taube und Leute mit Klumpfuß.«
Jetzt lacht sie und stupst mich ein bisschen an. So, wie mir das gefällt.

»Dussel«, sagt sie. »Was ich habe, ist eine Krankheit in der Seele.«

»Ja? Genau. Das sind die allerhäufigsten«, sage ich. »Meine Mutter, zum Beispiel, der geht es in der Seele so schlecht, dass sie Ausschlag am Körper kriegt. Das ist angeboren. Und es gibt viele, die auch so was haben wie sie.«

»Na gut«, sagt Eva. Sie gibt mir ein bisschen recht. »Aber ich hab bei dir noch nie einen Ausbruch erlebt. Du bist doch immer so still.«

Und was war hinter dem Kiosk, als ich zum ersten Mal mit ihr gesprochen habe und Piter mir geholfen hat? War das nicht auch eine Art Ausbruch? Oder ist Ausbruch etwas noch Schlimmeres?

»Vielleicht habe ich ja nur die Hälfte von dieser Diagnose«, sage ich. »Vielleicht habe ich nur das mit den inneren Gefühlen, die nicht rauskommen.«

»Aggressionsstau?«

Jetzt hat sie die Brille wieder aufgesetzt, nachdem sie ein wenig überlegt hat, und sieht mich forschend an.

»Schon möglich, vielleicht hast du das einfach.«

Aber damit ist das supertolle Gespräch über ansteckende Seelenkrankheiten zu Ende. Sie zeigt auf ihre Brille.

»Ich sehe fast nichts, verstehst du, ohne Brille.«

Eva ist überweitsichtig.

Ich drehte mich in meinem Bett um, wickelte die Decke an der einen Seite zusammen und stopfte sie mir unter den Kopf. Ich dachte, wir müssten das perfekte Paar sein, sie und ich. Adam und Eva.

Ich wollte schlafen, aber ich musste an die vielen schönen Dinge denken und lachte so laut, dass Oskar im Nebenzimmer knurrte.
Er sagte, ich sollte die Klappe halten.
Und das konnte ich natürlich. Ich konnte doch innerlich lachen, oder nicht?

Am nächsten Tag schien Eva keine solche Angst mehr davor zu haben, mit mir gesehen zu werden. Wir gingen schon gar nicht weit von der Schule entfernt zusammen weiter. Erst im Einkaufszentrum trennten wir uns wieder. Vor ihrer Eingangstür blieben wir so lange stehen und zupften an irgendeiner Reklame an einem Pfosten herum, dass ich am Ende fand, ich müsste sagen, dass ich jetzt nach Hause musste, weil mir nichts anderes einfiel.

»Na gut«, sagte sie. »Okay.«

Und dann rieb sie die Handflächen aneinander, als ob sie endgültig mit mir fertig wäre.

Das war's also. Natürlich. Jetzt hatte sie mich satt und keinen Bock mehr auf mich.

Ich ging los.

»Du?«, sagte sie.

Ich fuhr zusammen.

»Soll ich dich vielleicht auch nach Hause bringen?«

Genau das sollte sie, auch wenn ich von selbst nie auf so einen Gedanken gekommen wäre.

Wir gingen bis zu meinem Hauseingang. Dann gingen wir wieder zu ihrem und hin und her und hin und her. Ich zählte gar nicht, wie oft, aber am Ende trennten wir uns ungefähr auf

halber Strecke, denn ich musste zum Chor und vorher noch essen.
Obwohl meine Mutter in der Küche nicht gerade ein Ass ist, wird bei uns immer gekocht. Sie hat schreckliche Angst, dass wir nicht genug Nahrung abkriegen, weil wir so furchtbar wachsen. Genauer gesagt, Oskar wächst. Mir ist das nicht so leicht anzusehen, aber wir haben die Hoffnung noch nicht aufgegeben.
Als Oskar und ich nach einer weiteren misslungenen Mahlzeit an Evas Tür vorbeigingen, fand ich es witzig zu denken, dass er nichts von ihr und mir ahnte, während ich alles wusste. Er brauchte sich gar nicht so aufzublasen, denn ...
»Hallo? Was ist denn so komisch?«, fragte Oskar.
»Hä?«
»Du grinst ja wie ein Honigkuchenpferd.«
»Ja?«
»Ja? Gibt's hier vielleicht was zu lachen?«
»Nein.«
»Dann hör damit auf. Okay?«
Und um zu betonen, dass er das ernst meinte, klemmte er meinen Kopf unter den Arm, rieb ihn ganz fest und verpasste mir eine ordentliche Portion Kokosnuss.
Es fing nicht damit an, aber in diesem Moment bemerkte ich, wie es sich in mir aufgestaut hatte. Und jetzt reichte es mir. Was hatte er denn für ein Recht dazu, bloß weil er größer war als ich?
Das war unfair.
Als wir durch das Einkaufszentrum gingen, sagte Oskar, ich solle dem Chorleiter das Übliche sagen, dann ging er zu seinen Freunden.

Das war auch nicht fair.
Ich meine, er war nun wirklich nicht der einzige Mensch auf der Welt, der Freunde hatte. Inzwischen gab es noch andere, die jemanden brauchen könnten, der sie von einer Freizeitbeschäftigung freischwindelte, die sie ohnehin nur ausübten, weil ihre Mutter sonst einen nervösen Ausschlag bekam.
Ich merkte, dass ich bis zum Rand voll von giftigen Gefühlen war.
Ich war so voll davon, dass ich nicht lange brauchte, als ich beim Chor ankam, um es mal mit einem kleinen Ausbruch zu probieren.
Wenn Eva das konnte, konnte ich es vielleicht auch.
»Ist er wirklich noch immer krank?«, fragte der Chorleiter traurig.
»Nein«, sagte ich. »Er steht mit seinen Freunden vor dem Schuhladen und versucht zu rauchen.«
Ich sagte das vielleicht nicht so laut und deutlich, wie andere etwas sagen, wenn sie einen Ausbruch haben, aber es war doch ein kleiner Ausbruch, der Dirigent war jedenfalls total davon beeindruckt.
Er klappte in der Mitte zusammen und sackte auf einen Stuhl, der glücklicherweise gleich hinter ihm stand.
»Sag, dass das nicht wahr ist«, bat er. »Bitte.«
Aber das wollte und konnte ich nicht.
»Was für eine Schande.«
Er wimmerte und umklammerte den Kopf mit beiden Händen, als ob der sonst herunterfallen und davonkullern könnte. »Was für eine schreckliche, schreckliche Tragödie!«

Er war so entsetzt, dass ich schon hoffte, er würde die Chorprobe abblasen, aber dann riss er sich leider zusammen.
»Jungs«, sagte er. »Jungs!«
Wir rissen uns auch zusammen. Und stellten uns auf.
»Wir singen«, sagte er. »Wir trotzen jeglichem Ungemach und singen, so gut unsre Stimm' es vermag!«
Das mit der Stimm' galt ja nicht für mich, aber ich bewegte meine Lippen besonders energisch.

Als ich nach der Chorprobe nach draußen kam, erlitt ich einen Schock, denn ich hatte nicht damit gerechnet, dass Eva auf mich warten würde. Sie hing über dem Geländer und lachte, als sie mich sah.
»Hallo«, sagte sie und viele aus dem Chor konnten das hören.
Und fast alle konnten uns sehen.
Zusammen.
Ich fragte, was in sie gefahren war.
»Hier ist doch niemand aus unserer Schule, oder?«, sagte sie nur.
Da hatte sie recht. Ich bin der Einzige aus unserer Schule, der zum Chor geht. Aber woher wusste sie das?
»Ach, weißt du«, sagte sie. »Ich hab dir hinterherspioniert.«
Das war's. Ich hatte recht gehabt.
»Aber das war früher«, meinte sie. »Als ich noch nicht wusste, dass du echt cool bist.«
Und da wäre es mir auch schnurz gewesen, wenn sie mir hundert Jahre lang hinterherspioniert hätte.
Nichts hätte mehr in Ordnung sein können, jetzt, wo alles anders war. Und sie stand da und sagte mir, voll ins Gesicht, dass

sie mich cool fand. Es lief wie ein Echo, hin und her und rauf und runter, durch meinen ganzen Körper. Cooler Typ. Cooler Typ. Cooler Typ.
Ich fing an zu laufen.
Ich konnte nicht dagegen an.
Ich musste.
Es wirkte ganz natürlich, dass sie auch lief. Hinter mir her. Während sie meinen Namen rief.
Und jedes Mal, wenn sie mich fast eingeholt hatte, lachten wir laut. Am Ende lachten wir fast ununterbrochen laut.
Als wir zum Einkaufszentrum kamen, musste ich sie bitten, ein bisschen leise zu sein.
»Pst«, sagte ich. »Pst!«
Sie konnte nicht aufhören.
»Was ist denn los?«, kicherte sie.
»Pass auf«, sagte ich.
Sie nickte.
Und dann ging ich auf Oskar und seine Freunde zu.
Sie glotzten mich an, als ob ich ein Vollidiot wäre, wo ich es wagte, mich ihnen zu nähern. Oskar versuchte, mich wegzuwinken wie eine Fliege.
»Verpiss dich«, schnauzte er mich an. »Sag der Alten, dass ich ein paar Kumpels getroffen habe.«
»Verpiss dich doch selbst«, erwiderte ich. »Und dann kannst du der Alten sagen, dass heute ich mit Kumpels unterwegs bin.«
»Hallo?«
Ich konnte seine Fresse nicht sehen, denn ich rannte, so schnell ich konnte, davon. Als ich Eva fast wieder erreicht hatte, rief ich, und gar nicht mal so leise, Oskar zu:

»Und übrigens hab ich's dem Chorleiter gesagt. Dass es die ganze Zeit gelogen war, dass du nie krank gewesen bist!«

»SCHEISSROTZ!«, schrie Oskar.

Eva begriff, dass wir in Gefahr schwebten, zum Glück kannte sie ein passendes Loch im Zaun. Wir blieben erst stehen, als wir weit von den U-Bahn-Schienen entfernt waren und keine Luft mehr hatten.

»Das war dein Wort«, konnte ich zwischen Luftschnappen und Keuchen herausbringen. »Eins von deinen.«

»Yess«, sagte Eva. »Das benutzen alle in der Mittelstufe. Und Sumpfmongo auch.«

»Woher hast du die Wörter?«

»Weiß nicht. Die kommen von selbst. Wenn ich einen Ausbruch habe.«

Danach lagen wir eine Stunde, vielleicht auch anderthalb oder zwei, bei Svendsen auf dem Sofa und redeten wieder. Über die ersten Menschen auf dem Mond, zum Beispiel. Ich sagte, ich wäre gern dabei gewesen. Als Erster auf dem Mond. Mir kam das vor wie eine ziemlich große Leistung. Eva war nicht so beeindruckt.

»Erinnerst du dich an den, der gesagt hat, ein kleiner Schritt für mich, aber ein großer für die ganze Menschheit oder so ähnlich?«, fragte sie.

»Neil Armstrong, ja«, sagte ich.

»Mir ist nichts aufgefallen«, fuhr sie fort. »Ich meine, hast du einen Unterschied bemerkt?«

Ich musste zugeben, dass auch mir dieser Riesenschritt nicht weiter aufgefallen war.

Und sie und ich gehörten ja schließlich auch zur Menschheit.

Selbst wenn wir ein bisschen am Rand standen, hätten wir doch etwas bemerken müssen, wenn der Schritt so riesig gewesen war.
»Vielleicht war das einfach nur Gerede?«
»Wahrscheinlich«, sagte sie und dann erzählte sie, dass sie lieber Archäologin wäre. »Dinge finden.«
»Ja, das ist schon klasse«, sagte ich, aber plötzlich war sie sich dann nicht mehr so sicher.
»Möglicherweise wird es aber auch langweilig«, sagte sie. »Alles ist doch schon gefunden, oder? Archäologie ist vermutlich nicht mehr so lustig, wenn alles bereits gefunden ist.«
»Du kannst ja versuchen, Gott zu finden«, sagte ich.
»Gott?«
»Ja. Den hat doch noch niemand gesehen.«
Da musste sie wieder lachen. Und ich auch. Und dann sagte ich, dass – na ja, dass ich am liebsten zur Polizei gehen würde. Weil ich doch ein Fan von Piter Church war.
»Wirklich?«, kicherte sie. »Ich bin ein Fan von mir selbst.«
Ich sagte, ja, das sei ich eigentlich auch, denn Piter und ich hätten überraschend große Ähnlichkeit miteinander.
Es war alles so toll. Sie und ich lachten über fast alles, was wir sagten.
Aber da nahm Eva ihre Brille ab und wir wurden wieder stiller.
Sie war so hübsch. Das stand einfach fest.
Ich dachte an mich, wenn ich in den Spiegel schaute. Das hatte ich eigentlich nie getan, weil ich Aufmunterung brauchte. Die Nase, die Augen, die Ohren allein und für sich betrachtet konnten ja noch angehen, aber, wie Oskar sagte, »zusammen sind sie nicht der Hit.«

Es war so schön, dass Eva das nicht sah, wenn sie die Brille auf dem Schoß liegen hatte. Ich hätte glatt Piter aus dem Fernsehkrimi sein können, ihr wäre das nicht aufgefallen.

»Ich nehme die Brille nicht für jeden ab«, sagte sie.

Das ist gut, dachte ich, sehr gut, denn ich wollte gar nicht, dass noch andere sie so prinzessinnenhübsch sahen. Ich hatte noch nie Sinn für Konkurrenzsituationen gehabt. Ich verliere ja doch immer.

»Du weißt aber noch, dass ich niemals küssen will?«, fragte sie.

Ich hatte das nicht vergessen, ich glaube, ich hatte nichts von dem vergessen, was sie gesagt hatte.

»Ja, aber das macht nichts, ich hab ja auch keine besondere Lust zum Küssen.«

»Gar keine Lust, sozusagen?«, fragte sie.

»Nein«, antwortete ich. »Ich pfeife auf die Küsserei.«

Eva seufzte tief. Sicher war sie erleichtert, weil wir ganz einer Meinung waren.

Zu Hause herrschte Ausnahmezustand.
Der Chorleiter war zu Besuch.
Genauer gesagt, der Besuch war zu Ende, denn er wollte gerade davonstürzen, als ich die Tür aufschloss.
»Und der da«, schrie er meine Mutter an, als er mich sah. »Der kann in Zukunft auch gleich zu Hause bleiben, den brauchen Sie mir nicht mehr zu schicken! Der hat doch nicht eine Spur von Begabung! Der kann überhaupt nicht singen! DER HAT KEINE STIMME!«
Und dann riss er die Tür auf und knallte dermaßen damit, dass das Schloss sich lockerte, auf dem Boden landete und eine tiefe Kerbe ins Parkett schlug. Eine Feder sprang heraus und hüpfte mit *pjoing* durch das Zimmer.
Mutter brach in Tränen aus.
»Was für ein Tag«, weinte sie. »Ach, was für ein schrecklicher Tag!«
Ich war ganz ihrer Meinung, aber der Tag wollte offenbar noch ein wenig schrecklicher werden.
»Mein Junge«, sie nahm meine Hände und sah mich verzweifelt an. »Stimmt es wirklich, dass du nicht singen kannst?«
Ich brauchte keine Antwort zu geben. Das übernahm Oskar. Er riss seine Zimmertür auf und heulte, so wild er nur konnte:

»Ja, das stimmt. Genauso ist es! Dein Goldjunge singt ungefähr wie eine Krähe im Ei. Er darf nicht mal singen. Das haben sie ihm verboten. Also tut er nur so. Er steht da, in der ersten Reihe im Chor, und tut nur so.«

»Ja«, sagte ich kleinlaut.

Ich hatte keine Ahnung, woher Oskar das wusste, aber irgendwer hatte es sicher spitzgekriegt, und schon kursierte das Gerücht. So was geht schnell.

»Wir haben abgemacht, dass ich singe, ohne zu singen. Nur mit den Lippen, stumm, meine ich.«

»Das ist doch nicht möglich«, sagte Mutter. »Das ertrag ich nicht!«

Sie schien in Ohnmacht zu fallen, aber dann griff sie im letzten Moment nach der Kommode und konnte sich auf den Beinen halten.

»Mein armer, armer Junge«, schluchzte sie. Ich begriff es nicht sofort, aber ich tat ihr wirklich schrecklich leid. Sie war überhaupt nicht böse auf mich, sie machte sich Vorwürfe, weil sie mich gezwungen hatte, zum Chor zu gehen.

Und warum, warum, warum hatte ich denn nichts gesagt?

»Weil du nicht traurig sein solltest«, erklärte ich.

»Mein lieber kleiner Junge«, sagte sie, bis an den Rand gefüllt von Reue und wunderbar schlechtem Gewissen. Vielleicht könnte ich das nutzen, um eine neue Hose oder so was zu bekommen. Wenn ich sofort handelte.

Aber Oskar war schneller.

Als Mutter mir auf ihre sanfteste Weise über die Haare strich und fragte, wie sie das denn wiedergutmachen könnte, hatte er genug und bekam eine Art Anfall, bei dem er um sich schlug und trat und schrie, ich sei doch bloß ein verdammter Heuchler!

So machte er weiter, bis Mutter ihn packte, schüttelte – und ihn fast schlug.

Dann schleuderte sie ihn genauso heftig in sein Zimmer und schloss die Tür ab.

»Hab ich nicht gesagt, dass du da bleiben sollst«, schrie sie. »Und ich will dich erst wieder sehen, wenn du Manieren gelernt hast.«

Wir blieben ziemlich lange da sitzen, Mutter und ich. Auf dem Gang. Hatten nicht sehr viel zu sagen. Und auch nicht zu tun, außer, jeweils eine Tür zu bewachen. Ich saß mit dem Rücken zur ruinierten Wohnungstür, damit die Nachbarn nicht hereinschauen und ihre Neugierde befriedigen könnten. Mutter saß vor Oskars Zimmertür und schniefte und wischte sich die Tränen ab.

Nicht nur, dass sie so leicht losweint, es fällt ihr auch schrecklich schwer, wieder damit aufzuhören.

»War ich zu streng?«, flüsterte sie schließlich.

»Nein.«

Das fand ich nicht.

»Aber vielleicht braucht er einfach mehr Liebe?«, fragte sie und heulte wieder los.

»Sollen wir ein bisschen Kakao trinken?«, fragte ich.

»Sollen wir aufschließen?«, fragte sie.

»Ich würde noch warten«, sagte ich.

»Aber ich frag mich die ganze Zeit, ob ich nicht ein bisschen zu hart war.«

»Das braucht er«, sagte ich.

Mutter stimmte mir nicht mehr zu. Sie rief:
»Oskar?«
Er hätte auch tot sein können, so still war es in seinem Zimmer.
»Oskar«, bettelte Mutter.
»Hallo? Mama? Vergiss es. Kannst du nicht einfach mit in die Küche kommen?«, fragte ich. »Wir kochen uns Kakao und essen ein Butterbrot.«
Da hörten wir Geräusche aus Oskars Zimmer. Kratzen oder so.
»Hast du das gehört?«, fragte Mutter erleichtert.
Und dann bemerkten wir, dass er etwas sagte, mit einer für seine Verhältnisse ungewöhnlich kläglichen Stimme.
»Mama?«, fragte er. Und noch einmal: »Mama?«
Sie konnte nicht mehr.
»Wir machen auf«, sagte sie.
Ich konnte sie nicht daran hindern. Sie drehte den Schlüssel um.
»Und jetzt versöhnen wir drei uns wieder.«
Ich kann nur sagen, es war nicht der großkotzigste Oskar aller Zeiten, der aus seiner Kerkerzelle kam und uns seinen Körper zeigte. Er hatte den Pullover ausgezogen und sah wirklich nicht gut aus. Auf dem ganzen Bauch, über beiden Schultern und überall im Rücken war er von roten Tupfen übersät.
Er hatte Ausschlag.
»Das sind die Nerven«, sagte Mutter, ganz weiß vor Entsetzen.
»Sieh nur«, sie verglich ihren Ausschlag mit seinem.
Ja, beide sahen sich wirklich ähnlich. Oskar hatte offenbar auch so einen Nervenkram.
»Und es juckt so schrecklich«, sagte er mit zitternder Stimme.

»Das ist die Strafe«, meinte Mutter.
Na, genau. Voll ins Schwarze. Das geschah Oskar recht, nach all dem Scheiß.
»Das da ist meine Schuld«, sagte Mutter.
»Hä?«
»Ja. Die Nerven hat er von mir. Mein Sohn Oskar hat sie geerbt.« Sie lief wie ein verstörtes Huhn hin und her. »Das geschieht mir recht, weil ich als Mutter unfähig bin.«
»Hallo?«
»Doch! Eine gute Mutter gibt solche Gene nicht einfach weiter.«
Da sagte ich, jetzt müsse sie sich aber ein bisschen zusammenreißen, und sie könne nicht so einfach die Schuld für die Nerven anderer auf sich nehmen.
»Das da sind seine eigenen Nerven«, sagte ich. »Und es ist schon komisch, dass er das nicht schon längst gekriegt hat, so wie er andere schikaniert und lügt.«
»Aber Adam?«
»Doch!«
So, wie ich das sah, war es nur gut und richtig, dass er leiden musste. Jetzt war er an der Reihe, und da wollte Mutter so einfach die Schuld auf sich nehmen?
»Du kriegst Probleme mit den Nerven, wenn du zum Beispiel lügst. Und das hier sind seine eigenen Nerven. Und für die muss er gefälligst selber die Verantwortung übernehmen«, sagte ich.
»Aber ...«
»Nein!« Ich wollte nicht nachgeben. »Wenn dich die Wahrheit interessiert«, sagte ich. »Dann lügt er nicht nur, was den Chor angeht. Er lügt die *ganze Zeit*!«

Endlich kapierte Mutter und blickte Oskar an.
Der sah gleich zwei Nummern kleiner aus. Wie ein Angsthase.
»Lügst du die ganze Zeit, Oskar?«, fragte Mutter. »Kommt das daher?«
»Weiß ich doch nicht«, piepste er verängstigt. »Kann das sein?«
»Oskar!«, sagte Mutter streng.
Worauf Oskar gestand, dass er ab und zu Rauchen geübt hatte und eigentlich schon Raucher war.
»Und sonst?«
Er hatte noch viel mehr Scheiß gebaut, als ich mir das überhaupt hätte vorstellen können. Aber weil Mutter sich doch nicht ganz von der Schuld an seinem Ausschlag freisprechen konnte, kriegte er trotzdem kaum Ärger.
Meiner Meinung nach war sie viel zu nett.
Sie fand das meiste von dem, was er eingestand, harmlose Streiche, Sachen, die Jungs eben so mal machen. Dass er vom Balkon aus wildfremde Leute mit einer Mischung aus Spülmittel, dem Saft einer halben Zitrone, zerstoßenen Fliegen und Mundwasser begossen hatte, ließ sie völlig ungerührt.
Hallo? Harmlos?
Waren das also Dinge, die ich dann auch eben mal machen würde? Wenn ja, grauste mir schon jetzt, vor allem davor, an allen Klingeln in einem Block zu läuten und wegzurennen. Ich meine, rennen? Die würden mich doch erwischen. Das war ja wohl klar.
Mercedessterne von Autos zu klauen und an Punks zu verkaufen war so ungefähr das Einzige, was sie ein wenig sauer machte.

»Das enttäuscht mich«, sagte sie. In der Straßenbahn schwarzfahren, wenn man nicht erwischt wurde, war dagegen in Ordnung. Und das galt auch für das Beobachten der Nachbarin, wenn sie sich an- oder auszog. Völlig in Ordnung.
»Das kannst du ruhig machen. Sie will es doch gar nicht anders. Wenn die Leute sie nicht nackt sehen sollen, muss sie sich eben Vorhänge zulegen«, sagte Mutter.
Die Nachbarin zu beobachten, könnte ich mir allerdings auch vorstellen. Wenn ich also eines Tages solche Dinge anstellen müsste, dann war ich hierzu immerhin bereit.
»Bubenstreiche. Einer wie der andere.«
Alles, was Oskar zugab und gestand, war in Mutters Augen ein Bubenstreich.
»Aber dass er mich quält und schikaniert?«, fragte ich. »Ist das auch ein Bubenstreich? Kokosnuss und Kitzeln und Kneifen? Dinge wegnehmen, die ich mag, und sie kaputt machen? Mir den Arm auf den Rücken drehen, bis ich mich ergebe, auch wenn ich ihm gar nichts getan habe? Er hat keinen Grund dazu, wenn du das meinen solltest. Er findet es bloß toll, wenn ich leide. Oskar ist ein Terrorist, wenn du nicht hinsiehst. Sind das auch Bubenstreiche?«
Es hatte schon fast den Anschein, als ob ich Mutter wieder auf meine Seite gezogen hätte.
Da sagte Oskar gerissen: »Mama, schau mal!« Er zeigte auf seine Flecken und schien wirklich mit den Tränen zu kämpfen. »Es werden immer mehr!«
»Der tut nur so! Er versucht, deine Aufmerksamkeit von seinen Schandtaten abzulenken«, rief ich.
»Aber Herzchen! Pst!«

Mutter weinte wieder los. »Im Moment ist Oskar derjenige, der leidet«, schluchzte sie.
»Ach«, jammerte Oskar. »Hilf mir.«
Er verzog vor Schmerz das Gesicht und hielt sich beide Ohren zu.
Und ungelogen: Er hatte auch in den Ohren Ausschlag. Nicht ein Zipfel von ihm war verschont geblieben.
»Vielleicht krepiert er daran?«, überlegte ich.
Jetzt weinte Oskar richtig und Mutter machte sich auf die Suche nach einem Taschentuch.
Ich musste lachen.
»So ein Pech aber auch«, sagte ich, als Mutter mich nicht hören konnte.
Es war einfach super.
Oskar schlug nicht zurück.
Er verstellte sich nicht.
Er war ausgeschaltet.
Total.
Endlich einmal.

Am nächsten Tag verschliefen wir. Mutter hatte den Wecker nicht gehört, weil sie die ganze Nacht kein Auge zugetan hatte, wie sie sagte.
»Wenn du den Wecker nicht gehört hast, kannst du nicht behaupten, dass du nicht geschlafen hast«, meinte ich.
»Aber ich hab nicht das Gefühl, okay?«, entgegnete sie verzweifelt.
Sie setzte sich ans Telefon. Versuchte, für Oskar einen Spezialisten zu finden. Sein Zustand hatte sich im Laufe der Nacht nicht gerade gebessert. Der Ausschlag war noch schlimmer geworden und saß jetzt auch an den unaussprechlichsten Stellen und unter den Füßen.
»Worauf soll ich denn stehen?«, jammerte er.
»Es hat ihn viel schlimmer erwischt als mich«, sagte Mutter. Dann meldete sich jemand am Telefon und sie legte los und schilderte die Lage in allen Einzelheiten.
»Was?«, fragte sie, nachdem die Person am anderen Ende der Leitung für einen Moment zu Wort gekommen war. »Termin nächste Woche? Nein, das geht wirklich nicht! – Es muss sofort sein! – Aber wir haben einen Notfall!«
»Dann ruf doch einen Krankenwagen«, sagte ich.

Ich lief den ganzen Weg zur Schule und war ziemlich außer Atem und schweißnass, als ich unten durch das Tor rannte. Aber ich fühlte mich trotzdem ziemlich toll, denn ich hatte einen echt guten Plan.
Ich würde Eva küssen.
Egal wie.
Ich würde es einfach tun. Und wenn sie sauer wäre, würde ich sagen, ich hätte einen Anfall gehabt und könnte nichts dafür. Dass wir beide wirklich dieselbe Diagnose hätten und dass die Gefühle, die ich bisher in mir versteckt hatte, an die Oberfläche kämen und zu Ausbrüchen führten, die ich nicht kontrollieren könnte. Und dann könnte ich zum Beispiel sagen … tja … Verzeihung …, vielleicht?
Ich überquerte ungestört den unteren Schulhof, manövrierte mich zwischen den anderen hindurch und um sie herum, vorbei an den etwa sechshundert Schülern, die auf unsere Schule gingen. Auf der Treppe nahm ich zwei Stufen auf einmal.
Wo war sie?
Nirgendwo?
Schon in der Klasse an ihrem Tisch? Oder hatte sie wieder einen Termin bei der Psychologin? Das war aber egal. Küssen wäre ja doch erst nach der Schule auf Svendsens Sofa angesagt. Und jetzt war es besser, Geduld zu haben.
Zum Glück bin ich ziemlich geduldig.
Das habe ich gelernt.
Plötzlich hörte ich etwas, das ich so entsetzlich gut kannte.
Nein. Nein … nein!
Ich fuhr herum und doch, genau so war es: Da stand sie, die widerliche mobbende Affenbande. Tick und Kalle und die Ra-

diergummidiebinnen. Die stillen Mädchen. Fast alle aus der Fünf und viele aus der Sechs und sogar welche aus der Sieben.
Und zwischen allen, mittendrin, stand Eva.
Und sie hatte wirklich einen Anfall.
Einen von den schweren.
Sie fluchte und schimpfte und schrie, so, wie das den Mobbern gefiel.
Ich wusste ja auch, wie das ist. Es gefällt dir an einer bösen und gemeinen Stelle tief irgendwo in dir, wenn es anderen so richtig schlecht geht.
Wenn es ihnen wehtut.
Ich wusste das, denn ich hatte nicht vergessen, dass ich mitgemacht hatte. Aber ich war eigentlich doch nicht so gewesen wie sie.
Oder jedenfalls nur fast.
Nicht ganz tief drinnen, an einer anderen und besseren Stelle.
Da wusste ich, dass ich bei der Bande gestanden hatte, weil ich mich fürchtete.
ICH HATTE ANGST!
Ich hatte plötzlich solche Angst wie nie zuvor in meinem Leben.
Angst vor dem, was mit Eva passierte.
Das war schlimmer als die Angst, die ich vor dem Sterben gehabt hatte.
Und jetzt schrie sie wieder so herzzerreißend.
Verdammt …
Ihre Schultasche wurde hin und her geworfen und das Lachen wogte bis zu mir herüber. Ich stellte mir vor, wie hart die Wellen über ihr zusammenschlugen.

Ich wollte weglaufen. Ich wollte das nicht sehen. Ich kniff die Augen ganz fest zusammen, knipste das Licht aus, rollte mich in mir zusammen und wartete darauf, dass es aufhörte und verschwand, nicht mehr da war.

»Geduld, Adam? Was hast du da noch gesagt? Ist es wirklich immer so gut, Geduld zu haben?«

Das war Piter.

»Das hab ich gehört.«

»Ja, aber womit?« Das war wieder Piter. »Wenn du mit ansehen musst, dass ein großes Unrecht passiert? Kannst du dann ganz unbeteiligt dabeistehen und in alle Ewigkeit hoffen, dass das Beste ganz von selbst geschieht?«

Nein, da war ich mir nicht sicher.

»Was du hier machst, ist, das Schlimmste geschehen zu lassen.«

Ich überlegte.

»Willst du das wirklich zulassen, bloß, weil es nicht dir passiert?«

Und da spürte ich etwas, das mich von unten her packte, eine Art brennende Kälte. Fast wie ein Schmerz. Er setzte in meinen Fersen ein und wurde in Waden, Oberschenkeln und Kreuz und in dem Klumpen aus Übelkeit, der meinen Magen fast zum Platzen brachte, immer größer. Schließlich wurde mir im Nacken ganz kalt und Piter sagte:

»Los.«

Und ich gehe.

Ich muss.

Ich, Adam der Dritte in der Fünften, gehe einfach auf die schreiende Barbarenmeute zu. Ich gehe in sie hinein. Ich begreife nicht, dass ich das wage, doch nichts kann mich zurückhalten. Ich weiß nicht, was ich dort will, aber ich weiß, dass ich hinmuss. Ich schiebe sie zur Seite, einen nach dem anderen, weg, weg, und du auch, ja, hau ab. Und ich zwänge mich durch und dann stehe ich da. Mittendrin. Vor Eva.

Sie werden still.

Da wird auch sie still.

Nur ihre Lippen zittern noch heftig. Sie beben und ich weiß nicht, wieso, aber plötzlich steht ein Wort vor mir: NIE. NIE MEHR!

Nie mehr!

Ich drehe mich zu den anderen um. Es sind schrecklich viele. Eine Horde.

SCHEISSBANDE!

Das würde ich gern sagen, aber meine Stimme streikt.

Und da ist er wieder: der kalte Brand. Er wirbelt durch meinen Körper. Und ehe ich nachdenken kann, ehe ich begreife, was passiert, stehe ich da und schreie.

Es kommt aus der Tiefe. Aber es kommt aus mir.

Ich schreie und schreie, einen wunderbaren Schrei. Einen so schönen und großen und vollkommenen Schrei, dass alle Angst bekommen müssen.

Einige versuchen zu lachen.

Doch das ist offenbar nicht ansteckend. Ganz schnell sind sie wieder stumm.

Nur ich habe Geräusche in mir. Alle Geräusche der Welt.

Und dann findet sich alles. So soll es sein. So muss ich rufen und den anderen Angst machen, wenn sie gemein sind. Genau davon habe ich doch geträumt. Immer schon. Plötzlich habe ich eine Stimme.

Und sie wird immer noch stärker. Sie wächst und wächst.
Endlich stehen sie da. Die, die schon längst hätten da sein müssen, um aufzupassen, dass gewisse Dinge nicht passieren, ein Lehrer, zwei, drei Lehrer, vier. Aber deshalb höre ich nicht auf zu schreien, meine Stimme wird immer besser und besser.
»Jetzt ist Schluss«, sagt ein Lehrer vorsichtig.
»Hör auf mit dem Unsinn!« Ein anderer.
»Hast du denn völlig den Verstand verloren?«
Nummer drei packt meine Schultern und schüttelt mich so sehr, dass mein Kopf hin- und hergeschleudert wird, aber das macht meinen Schrei nur besser. Der Schrei zerschneidet den Himmel in einem mächtigen vibrierenden Bogen.
Und dann knallt es. Wie ein Schuss. In einer Fensterscheibe. Es ist eins der Fenster im oberen Endlosgang, eines der großen, es zerbirst und zerbricht und zersplittert. Es scheppert und klirrt.
Und dann wird alles großartig still.

Als sie mich wegtrugen, konnte ich für einen Moment Eva sehen. Ich glaube, sie weinte. Endlich wurde sie von einem Lehrer getröstet.
»Eva!«, rief ich. Ja, sie weinte, wie ich an dem Beben sehen konnte, aber ich wusste, dass Eva nicht mehr traurig war. Und ich war noch nie so froh gewesen.
Dann war ich bei der Rektorin.
Dahin wurde ich getragen.
Und während die Lehrer flüsternd versuchten, ihr zu erklären, was passiert war, konnte ich mich in einem Sessel ein wenig ausruhen.
Schließlich gingen sie leise weg.
Die Rektorin setzte sich zu mir. Sie sah mich an, ernst und aufmerksam und lange.
»Du lächelst ja«, sagte sie sehr nachdenklich, nach einer Weile, die lang, aber gut gewesen war.
Ja, vielleicht lächelte ich.
»Ist dir klar, was du da getan hast?«
Ja, ich habe ein Mädchen gerettet, dachte ich. Sie ist gerettet. Ein für alle Mal. Und von mir.
»Du hast ein teures Fenster zerbrochen?«
Ach was, teuer? Und das sollte ich interessant finden? Das tat

ich aber nicht, es juckte in meinem Ohr. Ich musste mich ganz einfach tief, tief im Ohr kratzen.
Das gefiel ihr nicht. Die Rektorin schlug mit der Faust auf den Tisch.
»Kannst du mich nicht hören?«, fragte sie.
Da schrie ich wieder los.
»Nein …«
Die Rektorin schaute zu ihrem Fenster hinüber.
»Bitte! Nicht schreien!«
Ja, es war die kleine fette Rektorin, die mich, Adam den Dritten in der Fünften, um Gnade anflehte.
Es war so einfach.
Und dann wurde ich mit einem Taxi nach Hause geschickt.
Dabei fühlte ich mich wie Piter oder jedenfalls wie einer, der mit ihm zusammenarbeitet. Ein Polizist nach erfolgreichem Einsatz.
Shit.

Ich brauchte nicht zu erklären, warum ich so früh aus der Schule nach Hause kam. Als ich die Wohnungstür aufschloss, konnte ich sehen, dass meine Mutter schon Bescheid wusste.

»Aber Adam, ach«, sagte sie, hob die Hände, schlug sie vor den Mund und jammerte.

Davor hatte ich Angst gehabt, dass sie anrufen und alles erzählen würden. Mir blieb nur eine Möglichkeit, nämlich meinerseits um Gnade zu winseln.

»Entschuldigung«, sagte ich. »Das wollte ich nicht.«

»Nein. NEIN!«, sagte sie wütend. »Mein lieber Junge, das ist doch nicht deine Schuld. Ach Gott, meine armen, armen Jungen!« Und dann liefen ihre vom Vortag noch roten Augen wieder vor Tränen über.

»Das ist alles meine Schuld.« Mutter ist eigentlich total in Ordnung.

Mutter nahm die ganze Schuld auf sich. Sie tröstete mich und wiegte mich in ihren Armen.

Ich merkte, wie lieb ich sie hatte, auch wenn wir wegen Oskar unterschiedlicher Meinung waren.

»Mein Junge, mein Junge«, sagte sie, bis der Idiot aus dem Badezimmer kam, frisch gewaschen, angezogen und bereit zum Arztbesuch.

»Sieh dir deinen Bruder an«, sagte Mutter völlig fertig zu ihm.
»Ach, hat der das jetzt auch?«
Was hatte ich denn auch?
Ich schaute zwischen Mutters Armen hervor, nach links in den Spiegel, und da war ich zu sehen. Oder etwas, das vielleicht Ähnlichkeit mit mir haben könnte, wenn es nicht an Stirn, Wangen und Hals von roten Tupfen übersät gewesen wäre.
Und da wusste ich, wofür Mutter die Schuld auf sich genommen hatte.
Nämlich nicht für das zerbrochene Fenster.

Ich streifte Pullover und Hose ab. Ich war voller Ausschlag und plötzlich merkte ich es. Es juckte.
»Er hat meine elenden Gene ebenfalls geerbt. Jetzt hat auch er es mit den Nerven«, sagte Mutter.
Wirklich seltsam.
Ich fand das seltsam, weil ich mich in meinem ganzen Leben noch nicht so wohl gefühlt hatte.

Es war nicht besonders witzig für Mutter, an diesem Tag mit Oskar und mir im Wartezimmer zu sitzen. Sie hatte sicher das Gefühl, dass die anderen Patienten gleich merkten, was mit uns los war, und dass alles ihre Schuld war.

Wir saßen kerzengerade nebeneinander vor der hellgelben Wand und versuchten, so gut wir konnten, uns nicht zu kratzen, damit unser Zustand nicht gar zu ernst wirkte.

Als wir an der Reihe waren, gingen wir zusammen ins Sprechzimmer, schließlich litten wir an derselben Krankheit.

»Ja, sieh mal einer an«, sagte der Arzt, als er uns erblickte.

»Ich fürchte, sie haben das von mir geerbt, alle beide, ja«, schniefte Mutter.

»Das wollen wir doch erst mal sehen«, meinte der Arzt und setzte seine Brille auf.

Erst winkte er Oskar zu sich und wollte sich dessen Rücken ansehen. Er drückte auf die Flecken, ließ los und drückte wieder. Mit einer kleinen Lampe schaute er ihm ins Ohr und blickte tief in seinen Hals.

»Aaaa«, sagte er.

»Aaaa«, sagte Oskar.

So was sagen Ärzte immer und du sollst es dann nachmachen.

Vermutlich kann man in den Ohren und im Hals sehen, was jemand für Nerven hat, damit er die richtige Medizin verordnet bekommt. Alle wissen ja, wie gefährlich die falsche Medizin sein kann. Viel gefährlicher als die Krankheit selber.

»Und jetzt zu dir«, sagte der Arzt und schob Oskar zur Seite. »Adam? So heißt du doch?«

»Aaaa«, sagte ich.

»Tja ...«, sagte der Arzt und summte eine Strophe von »Alle Vögel sind schon da«, dann räusperte er sich energisch.

»Röteln«, sagte er zu Mutter. »Die gehen gerade um.«

»Was?«, fragte sie ziemlich verdutzt.

Aber plötzlich strahlte sie und ließ sich auf die mit Papier bezogene Liege nieder, die alle Ärzte haben, damit sie zwischen den Patienten nicht sauber machen müssen.

»Sind das die Röteln?«, fragte sie kichernd.

»Was ist das?«, fragte Oskar.

Aber Mutter war schon in ein perlendes Lachen ausgebrochen.

»Ihr zwei habt die Röteln«, sagte der Arzt. »Eine Kinderkrankheit.«

»Ach, ich danke Ihnen tausendmal«, sagte Mutter, als ob das eine wunderbare Sache wäre, die er nur ihr zuliebe arrangiert hätte.

»Ihre Kinder werden in einer Woche wieder gesund und munter sein«, verkündete er großartig.

Der Arzt hatte uns nur einige Minuten angesehen, aber jetzt schien auch er das Gefühl zu haben, dass es sein Verdienst war, und nur seins, dass wir doch nicht Mutters Nerven hatten, sondern nur die Röteln.

Und billig würde das nicht gerade werden.
Ich meine, wenn man zwei Honorare bezahlen muss? Für nur eine Krankheit?
Ich an Mutters Stelle hätte um Mengenrabatt gebeten.

Als wir ein fiebersenkendes Mittel kaufen gingen, mussten Oskar und ich vor der Apotheke warten.
Wir waren gefährlich.
Ansteckend.
Außerdem war Oskar stocksauer. Er wanderte ruhelos hin und her, die Hände tief in den Taschen vergraben, und versetzte einer Coladose einen wütenden Tritt. Die Dose hätte fast einen niedlichen kleinen Hund getroffen, den irgendwer vor dem Laden neben der Apotheke angebunden hatte.
»Ich hätte keinen Mucks zu sagen brauchen«, schimpfte er.
»Worüber denn?«
»Über alles, wobei ich gelogen habe. Rauchen, Schwarzfahren, Mercedessterne klauen und so. Ich hätte die Fresse halten können. Das war doch Kacke. Das waren gar nicht die Nerven!«
»Ja, schade«, sagte ich. »Dass es nicht die Nerven waren.«
»WAS?«
Oskar starrte mich an, jetzt wieder mit dem Kokos-Blick.
»Dass du alles zugegeben hast«, sagte ich rasch und konnte mich auf diese Weise retten.
Was ich meinte und was die Wahrheit war: Oskar wäre mit Schlackernerven ein viel angenehmerer Mensch gewesen. Dann hätte er wie am Vortag geweint und die ganze Zeit um Entschuldigung gebeten. Wenn es nach mir ginge, hätte Oskar es von jetzt bis in alle Ewigkeit mit den Nerven haben können.

Aber etwas hatte sich doch geändert. Er seufzte tief und ernst.

»Adam?«

»Ja?«

»Von nun an müssen wir beide zusammenhalten. Ja?«, bat er, wirklich überzeugend.

Er hatte Angst, dass ich keinen Bock mehr haben würde, zu lügen und ihn zu decken. Mir war jetzt klar: Es kam im Zweifelsfall nicht nur auf die Muskeln an.

Es gab heiße Milch mit Honig, Lakritz und Aspirin und drei neue Calvin-und-Hobbes-Hefte, als unser Telefon klingelte. Mutter ging hin.
»Adam?«, rief sie vom Flur her.
Shit. So lange war er im Paradies gewesen. Jetzt war alles herausgekommen. Jetzt hatte Mutter von dem Fenster erfahren, von dem alle glaubten, dass ich es zerbrochen hatte.
Ich ließ Calvin und Hobbes auf den Boden fallen und bemühte mich, so krank auszusehen, wie ich nur konnte. Darauf musste sie doch trotz allem ein bisschen Rücksicht nehmen. Sie machte die Tür auf.
»Liegen bleiben«, hörte ich sie sagen.
Keine Sorge.
Ich hatte nicht vor, so schnell wieder aufzustehen.
»Da ist eine Eva«, sagte Mutter.
»Was?«
Sie gab mir den Hörer.
»Hallo«, sagte Eva.
Mutter ging und machte die Tür hinter sich zu.
»Hallo«, sagte ich.
»Hallo«, sagte sie noch einmal.
Eigentlich hätte ich es gern noch ein weiteres Mal gesagt, es

gefiel mir einfach wahnsinnig gut, wie wir zueinander Hallo sagten.

»Ich hab mir eine Krankheit zugelegt«, erzählte ich.

»Ach?«

»Die ist ansteckend.«

»Dann ist es gut, dass wir es nicht getan haben«, sagte sie. »Küssen, meine ich.«

»Das war gescheit«, sagte ich.

»Du kannst eben nie wissen, ob du nicht eine ansteckende Krankheit mit dir herumträgst, oder?«, fragte sie. »Gestern hast du es noch nicht gewusst.«

»Ich habe wirklich rein gar nichts bemerkt«, bestätigte ich.

Genauer gesagt, ich hatte mich ein wenig benebelt gefühlt. Aber ich hatte gedacht, das käme davon, dass ich neben ihr auf Svendsens Sofa lag und dass sie die Brille abgenommen hatte und dass sie vielleicht dachte, ich sei ein supertoller Rapper aus den USA. Oder Piter. Jedenfalls ein hübscherer, härterer Typ.

»Ich wünschte, du hättest eine Lebensmittelvergiftung, Adam«, sagte Eva.

»Hallo?«

»Ja. Dann könnte ich dich besuchen. Lebensmittelvergiftung ist nicht ansteckend.«

Mich besuchen?

»Hättest du gern Besuch?«

Was für eine Frage – ob ich Lust hätte. Ich hatte Lust auf nichts anderes.

Aber die Krankheit, die ich hatte, war eine, die sie nicht haben wollte, und diese Krankheit dauerte mindestens noch eine Woche.

Das kam mir plötzlich unendlich lang vor.
Was konnte in einer Woche nicht alles geschehen? In einer Woche können Leute sterben. Oder im Schneesturm verschwinden. Oder ihnen fällt ein Dachziegel auf den Kopf. Oder sie ziehen um.
Oder finden einen anderen Freund.
Und das wäre das Allerschlimmste.
Das Mädchen, das du gern magst, könnte Schluss machen oder auch nicht Schluss machen, denn so richtig wart ihr ja gar nicht zusammen, aber trotzdem …
»Was ist das übrigens für eine Krankheit?«
»Röteln.«
»Okay, dann gute Besserung«, sagte sie.
Und da wusste ich, im tiefsten Herzen, dass da und dort eins der grausamen Naturgesetze seine ganze schreckliche Wirkung entfaltete.
Gute Besserung.
Das war wohl das Letzte, was die, die ich so gern hatte, zu mir sagen würde. Für den Rest meines Lebens.
Es war vorbei.

Das Gute an den Röteln ist das Fieber. Das lässt dich schlafen.
Und träumen.
Du machst einfach die Augen zu und lässt dich hineinsinken.
Und dann läuft Eva vielleicht durch ein Blumenmeer oder auch durch etwas anderes.
Und sie lacht und ruft, wenn du das willst.
Sie ruft mich.
»Adam! Schau mal!«, kann sie rufen.
Und sie zeigt mir einen Schmetterling. Aber dann wollen wir lieber baden und ich springe. Vom Elfmeterbrett, perfekt, den Kopf zuerst, ins Wasser. Und wir haben Pferde. Wir reiten durch den Grand Canyon in den USA. Ihr Pferd ist weiß und meins ist ein bisschen größer. Vielleicht wohnen wir da. Vielleicht haben wir unsere eigene Ranch und reiten jetzt nach Hause. Aber vor allem träume ich vom Kino zu zweit, nur sie und ich, und danach, wenn der Film zu Ende ist, liegen wir auf Svendsens Sofa. Sie redet. Sie sagt zum Beispiel: »Rechnen kapier ich nicht, Adam.«
»Soll ich es dir erklären?«, frage ich.
»Ja, gern.« Sie seufzt.
»Weißt du, was eins in eins ist?«, frage ich.

»Nein.«
»Eins«, sage ich. »Aber zwei? Zwei in eins?«
»Zwei in eins? Was soll das denn sein?«
Sie weiß es nicht.
»Macht auch nur eins«, sage ich. »Aber zwei? Zwei in zwei?«
Das weiß sie ebenfalls nicht.
»Viel«, sage ich. »Zwei in vier sind schon viele. Zwei in drei sind acht. Zwei in vier sind sechzehn. Und danach wird es immer noch mehr. Am Ende umfasst es die ganze Welt. Eins ist nichts. Zwei sind alle.«
Und dann nimmt sie die Brille ab.
»Ist es denn so schlimm«, fragt sie, »wenn ich das Rechnen nicht richtig verstehe?«
»Nein«, sage ich. »Das ist nicht so schlimm.«
Und ich frage mich, soll ich es jetzt tun? Soll ich mich vorbeugen und ...
Da klingelte es. Ich wurde wach.
Natürlich, gerade jetzt, wo es fast passiert wäre!
Dass es so anstrengend sein konnte, sich nach einem anderen Menschen zu sehnen, hatte ich nicht gewusst. Ich sehnte mich nach Eva ... ja, so, wie man sich sehnen kann, nach ...
Einem Hundebaby.
»Adam?«
Das war Mutter. Draußen auf dem Gang.
»Nein«, rief ich. »Sag einfach, dass ich nicht zu Hause bin.«
»Adam!«
Das war nicht Mutters Stimme.
Ich hob den Kopf, und da, mitten in der Tür zu meinem ganz alltäglichen Zimmer, in einem langen, aber sonst ganz nor-

malen Block in einem ganz normalen Land, stand die, nach der ich mich so gesehnt hatte, wie du dich sonst nur nach einem Hundebaby sehnen kannst.

»Hallo«, sagte sie.

»Hallo.«

»Du?«

»Ja …«

»Ich muss dir etwas sagen. Verstehst du …«

Ich verstand alles.

Man besucht keinen gefährlichen Bazillenträger, weil man ihm etwas Nettes sagen will. Sie wollte mir eine Gemeinheit sagen. Sie wollte sagen, dass sie jetzt einen anderen Freund hatte.

»Etwas hat sich verändert«, sagte sie.

Dieser andere war viel besser als ich.

»Ich möchte gern angesteckt werden. Genauer gesagt will meine Mutter, dass ich angesteckt werde. Sie findet es besser, die Kinderkrankheiten hinter sich zu bringen, denn wenn man sie bekommt, wenn man erwachsen ist, ist es schlimmer. Dann kann man Komplikationen kriegen und sterben.«

»Komplikationen?«

»Ja, zum Beispiel eine Lungenentzündung.«

»Das hat sie gesagt?«, fragte ich.

»Kann ich mich setzen?«

Sie kam zu meinem Bett und zeigte auf das Lakenland, das sich weiß und schön zwischen ihr und mir dahinzog.

»Kann ich mich auf die Kante setzen?«

»Ja.«

Sie setzte sich.

»Ich lege mich zu dir«, sagte sie. »Wennschon – dennschon.«

»Was?«

Sie machte es ganz einfach. Hob zuerst ein Bein, dann beide und ließ sich zurücksinken. Ich konnte ihr gerade noch das Kopfkissen hinschieben, damit sie sich nicht gegen die Wand lehnen musste.

»Du?«, fragte sie.

»Mm?«

»Kannst du fliegen?«

»Wie meinst du das?«

»Das mit dem Haken, als du da in der Luft geschwebt bist, wie bist du dahin gekommen? Bist du geflogen?«

»Ja«, sagte ich. »Ab und zu fliege ich.«

»Hast du übernatürliche Kräfte?«

Ich zuckte ein wenig mit den Schultern, so im Stil von »weiß nicht« und »vielleicht«.

»Du zerbrichst mit deiner Stimme doch Fenster.«

»Ja«, sagte ich. »Das mache ich.«

»Redest du deshalb so wenig und immer so leise? Weil du Angst hast, etwas kaputt zu machen? Das sagen alle.«

»Ach?«

»Du bist jetzt ein Held. In der Schule. Weißt du das?«

»Held?«

»Yes.«

»Wie Piter Church?«

»Kein Fernsehheld, du Dussel. Du bist der Held in unserer Klasse.«

»Das ist super.«

Und das war es wirklich. Total super. Megacool. Genau das Richtige für mich.

»Aber du?«, fragte ich.
Ich konnte mich nicht mehr beherrschen.
»Ja?«
»Stimmt das? Das mit dir?«
»Was denn?«
»Das mit den Stellen am Körper, die du nur anzufassen brauchst und dann stirbt man? Kannst du töten?«
Sie überlegte ein bisschen. Sie zuckte auch mit den Schultern. Weiß nicht. Vielleicht. Schließlich meinte sie: »Sag mir einfach, wen du loswerden willst, dann erledige ich das.«

Zwischen uns wurde es still.
Nur das Radio der Nachbarn im Erdgeschoss war zu hören.
Und der Atem. Jeder Atemzug. Von ihr und von mir.
Lange.
»Dann machen wir es«, sagt sie plötzlich.
»Was denn?«
»Küssen.«
»Aber?«
»Die Krankheit. Sorg dafür, dass du dich ansteckst, hat meine Mutter gesagt.«
Evas Mutter muss eine wunderbare Frau sein.
»Adam? Machen wir es nun oder was?«
»Ja«, sage ich. »Wenn du die Brille abnimmst.«
Die ist schon runter.
»Aber nur einmal«, sagt sie. »Und nur zum Anstecken.«

Ich würde schon sagen, es war ziemlich olympisch.